Gicht, Rheuma, Aufbrauchskrankeiten

Herausgegeben von Prof. Dr. **F. Gudzent**-Berlin *(I. Brambacher Internationaler Ärztlicher Fortbildungskurs).* IV, 149 S. 51 Abb. 1935. Kart. RM 8.50

Inhalt der Vorträge: 1. Prof. Dr. **R. Rößle**-Berlin: Neuere Ergebnisse der Rheumatismus- und Gichtforschung. 2. Dr. **J. van Breemen**-Amsterdam: Über Rheuma, Gicht und Rheumabekämpfung in den Niederlanden. 3. Doz. Dr. **G. Kahlmeter**-Stockholm: Über die Verbreitung und Therapie von Rheuma und Gicht in Schweden. 4. Prof. Dr. **Ö. Holsti** und Doz. Dr. **V. Rantasal**-Helsingfors: Über den Gelenkrheumatismus in Finnland. 5. Prof. Dr. **M. Hochrein**-Leipzig: Erkennung und Behandlung des rheumatischen Herzschadens. 6. Prof. Dr. **H. Cramer**-Berlin: Röntgendiagnostik und -therapie des Rheumatismus. 7. Prof. Dr. **H. Auler**-Berlin: Allergie und Geschwulstbildung. 8. Geh. Rat Dr. **W. von Noorden**-Krummhübel: Zur Frage des männlichen Klimakteriums und seiner Behandlung. 9. Dr. **K. von Stuckrad**-Berlin: Das weibliche Klimakterium und seine Behandlung. 10. Dr. **E. Flach**-Bad Elster: Freiluftionen-Forschung in Bad Brambach. 11. Prof. Dr. **G. Aeckerlein**-Freiberg: Radioaktive Quellenforschung in Bad Brambach. 12. Prof. Dr. **W. Friedrich**-Berlin: Die physikalischen Grundlagen der Radiumemanationstherapie. 14. Prof. Dr. **H. Holthusen**-Hamburg: Anwendung und Erfolge der Radium-Starkstrahlentherapie bei inneren Krankheiten. 15. Prof. Dr. **F. Gudzent**-Berlin: Das Krankheitsbild von Rheumatismus und Gicht unter neuen Gesichtspunkten.

Diese Vortragsreihe gibt einen Querschnitt durch das heutige Wissen vom Rheuma und bringt viel Neues. Besonders bemerkenswert sind die Ausführungen einer Reihe ausländischer Forscher über die Rheumabekämpfung in den Niederlanden, in Schweden und in Finnland. Sehr ausführlich sind die Referate über die Radiumbehandlung rheumatischer Leiden. Gudzent hat diesen Kursus mit großem Geschick aufgezogen, und er verstand es, Vortragende und Vortragsthemen so auszuwählen, daß Bleibendes von hohem Wert entstand. *(Kartei d. prakt. Medizin)*

Das Buch bringt eine geschickte Zusammenstellung neuerer Erkenntnisse auf dem Gebiet des Rheumas und der Gicht aus der Feder zahlreicher Kenner dieses Faches, auch ausländischer Forscher. ... es ist ein Buch, das uns mitten in all die Problemstellungen hineinführt, die heute auf dem Gebiet des Rheumas und der Gicht erstanden sind, auch für die Therapie sind mancherlei Vorschläge darin enthalten. Ich habe das Buch mit großem Genuß überlesen und kann es demjenigen, der sich mit der einschlägigen Materie vertraut machen will, nur wärmstens empfehlen. *(Medizinische Klinik)*

Die Radiumtherapie

Methoden und Aussichten. Von Prof. Dr. **F. Gudzent**-Berlin. *(Medizinische Praxis Bd. 5.)* VIII, 106 Seiten, 53 Abb. 1929. Preis RM 5.85, geb. RM 7.20.

Der sogenannte Rheumatismus

Von Prof. Dr. **J. Bauer**-Wien. *(Medizinische Praxis Bd. 7.)* VIII, 142 Seiten. 16 Abbildungen. 1929. Preis RM 8.10, geb. RM 9.40.

Es ist erstaunlich, welche Fülle von Tatsachen auf engem Raum gebracht wird. Überall zeigt sich die außerordentliche Belesenheit und kritische Einstellung des Autors, der es verstanden hat, die spröde Materie auch in literarischer Hinsicht meisterhaft zu gestalten. *(Wiener Klin. Wochenschrift)*

Wer sich über rheumatische Erkrankungen, wie sie in der Praxis vorkommen, rasch und gut orientieren will, wird mit Freude zu dem übersichtlichen, klaren und mit reichlichen therapeutischen Notizen versehenen Büchlein greifen. *(Der Nervenarzt)*

Die Molekularpathologie der Entzündung

Ihre Bedeutung für das Krankheitsverstehen und Krankheitsheilen. Eine Einführung für Studierende und Ärzte. Von Prof. Dr. **H. Schade**, Direktor des Institutes für Physikochemische Medizin an der Universität Kiel. 100 Seiten. Mit 20 Abbildungen und 18 Tabellen. 1935. Preis kartoniert RM 5.50

INHALT: **1. Teil. Die Molekularpathologie des Entzündungsgeschehens:** I. Von den molekularpathologischen Hauptsystemen der Entzündung — II. Die Molekularpathologie des Entzündungsbeginns — III. Vom molekularpathologischen Entwicklungsgang der Entzündung — IV. Von den molekularpathologischen Unterschieden zwischen akuten und chronischen Entzündungen — V. Allgemeines über die Entzündungen. — **2. Teil. Die Anwendung der molekularpathologischen Ergebnisse auf die Therapie der Entzündung:** Tafel zur Umrechnung der p_H-Werte — Schrifttum.

... So erhält der Leser ein eindrucksvolles Bild von den Fortschritten auf diesem Gebiet, von der Größe der Leistung besonders deutscher Forscher, in deren vordersten Reihen der Verfasser und seine Schule stehen. Das kleine Buch sei jedem Arzt empfohlen, der über den ärztlichen Alltag hinaus einen Einblick in diese jüngste Entwicklung der medizinischen Forschung gewinnen will. *(Deutsche med. Wochenschr.)*

... Die hier gegebenen Anregungen und Anweisungen zeigen die Wichtigkeit der Molekularpathologie auch für den Praktiker. Sie hat schon heute die gleiche Bedeutung wie die Zellularpathologie, und es steht ihr noch ein weites Forschungsgebiet offen. Die Darstellungen sind so voraussetzungslos und klar gehalten, daß sie für jeden Arzt verständlich sind. *(Zentralbl. für Gynäkologie)*

VERLAG VON THEODOR STEINKOPFF, DRESDEN U. LEIPZIG

K. STAUNIG
ARTHRITIS DEFORMANS

THEORIE DER ARTHRITIS DEFORMANS

Von

Professor Dr. KONRAD STAUNIG

Röntgenfacharzt, Innsbruck

Mit 22 Abbildungen

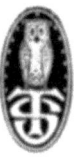

DRESDEN UND LEIPZIG
VERLAG VON THEODOR STEINKOPFF ★ 1935

ISBN 978-3-642-49576-2   ISBN 978-3-642-49867-1 (eBook)
DOI 10.1007/978-3-642-49867-1

Alle Rechte vorbehalten,
insbesondere das der Übersetzung
in fremde Sprachen

Frau Carola Holzknecht in Verehrung

Vorwort.

Die Arthritiker stellen nicht selten an den Arzt die Frage, „was denn eigentlich eine Arthritis deformans sei". Sie meinen damit die Frage um die objektiven Vorgänge, die bei dieser Krankheit ablaufen. Im Gegensatz zu den subjektiven Vorgängen, deren reiche Symptomatologie ihnen oft nur zu gut bekannt geworden ist. Die Berechtigung dieser Frage nach der sogenannten „Ursache" geht schon aus dem Umstand hervor, daß der Arzt selbst schon des öfteren sich die gleiche Frage vorgelegt hat, ohne eine zureichende Antwort zu wissen oder auffinden zu können.

Der Weg zum Verständnis der Arthritis deformans führt durch zwei anscheinend ganz verschiedene, aber, wie sich zeigen wird, eng zusammengehörige Gebiete: erstens, durch die Lehre von den elastischen Eigenschaften der Körper und zweitens durch die Lehre vom kolloiden Zustand der Materie.

Im ersten Punkt hat etwa vor hundert Jahren Navier die elastischen Erscheinungen in ein klares und übersichtliches System gebracht und die Gesetzmäßigkeiten aufgedeckt, denen die Körper unterworfen sind, wenn sie Kräften ausgesetzt sind, welche als Druck oder Zug wirken. Auch die Skelettteile der Gelenke stehen unter Druck und Zug; seit der Einführung der Röntgenuntersuchung sind wir leicht imstande, sowohl die Skelettfiguren der Norm wie auch jene der Arthritis deformans zu überblicken und die Deformierungen der letzteren als Formveränderungen zu erkennen, welche resultieren: einerseits aus den gegebenen Verhältnissen der Mechanik des menschlichen Körpers und anderseits aus einem bestimmten Zustand des Skelettes, der diese Deformierungen erlaubt.

Die physikalische Reichweite der elastischen Kräfte führt uns weiter zu jenem Zustand der Materie, der allen Lebewesen eigentümlich ist: zum kolloiden Zustand der Knochen und Gelenke und zu den Gesetzmäßigkeiten, denen dieser kolloide Zustand der Materie im allgemeinen unterworfen ist.

Wir greifen damit über das Reich des Mikroskopes hinaus in das Gebiet des Lebens und einer noch jungen Wissenschaft; aber ein ungeheurer Betrag von Pionierarbeit der exakten Fächer liegt hier bereits vor und einfache Gesetzmäßigkeiten sind erkannt worden, von denen die angewandten Wissenschaften schon allenthalben Gebrauch machen, kaum jedoch noch die tradierte Medizin. Ein erweiterter Gesichtskreis, wie ihn früher einmal das Mikroskop schuf — ein Gesichtskreis weit über das Mikroskop hinaus —, erschließt sich; und dazu noch jene Größenordnung, in der die gesetzmäßige Betrachtung biologischer Vorgänge möglich ist.

Und damit löst sich das Bild auch bei der Arthritis deformans: nicht nur die Knochen, sondern auch die Weichteilgebilde der Gelenke zeigen der Deformierung äquivalente Zeichen und bei näherer Betrachtung ordnen sich alle uns bekannten Erscheinungen der Klinik zwanglos in den Lauf zweier Hauptvorgänge ein.

Der Praktiker kann in jedem einzelnen Fall feststellen, an welchem Punkt des Verlaufes sich ein Fall von Arthritis deformans befindet und er kann auch dem Kranken gegenüber die Frage beantworten, „was die Arthritis deformans ist". Die Therapie gewinnt nicht nur eine sichere Basis, sondern auch die Indikation nach einer von zwei möglichen Richtungen.

Innsbruck, im April 1936.

K. Staunig.

1. TEIL.

Es kann kein Zweifel darüber bestehen, daß eine T h e o r i e d e r
A r t h r i t i s d e f o r m a n s *) der K l i n i k dieser Krankheit ebenso
gerecht werden muß, wie den Ergebnissen jener U n t e r s u c h u n g e n,
die andere Fächer der Medizin, wie die pathologische Anatomie,
experimentelle Pathologie und Röntgenologie über das Wesen der
A. d. erhoben haben.

Wenn hier der Versuch unternommen wird, eine solche T h e o r i e
zu geben, so geschieht das vom Standpunkt d e s R ö n t g e n o l o g e n
aus, also unter einem einseitigen Gesichtsfeld; jede wissenschaftliche
Betrachtung ist jedoch in dieser Hinsicht einseitig, wie schon die Tatsache beweist, daß zum Beispiel auch die pathologische Anatomie Definitionen der A. d. gegeben hat, die wieder außerhalb der Betrachtungsmöglichkeit der Röntgenologie liegen. Weichteildichte Zellbildungen differenzieren sich bekanntlich nicht im Röntgenlicht, und das Verfahren der Röntgendarstellung ist zu g r o b, als daß es Einsicht in die Zellformen nehmen könnte.

Anderseits geben aber jene g r o b e n Veränderungen, die das Röntgenverfahren vermittelt, Einsicht in die Vorgänge einer Größenordnung der Materie, die weit jenseits der Grenzen der Mikroskopie liegen; die bekannten D e f o r m a t i o n e n der gelenkbildenden Teile geben einen Hinweis darauf, daß ihnen Veränderungen submikroskopischer Größe zugrunde liegen; die Elastizitätsgesetze der Physik führen unmittelbar in den Bereich der kolloidchemischen Welt und damit in das Wesentliche jedes organischen Gebildes. Die Röntgentherapie der A. d. **) vermittelt dem Röntgenologen aber auch die Kenntnis der K l i n i k dieser Krankheit, nicht nur durch die Möglichkeit wiederholter und langdauernder Beobachtung, sondern auch durch das Experiment des Therapieeffektes, der bekanntlich am Atom selbst ansetzt. So ergibt sich, daß die Röntgenbetrachtung sich ausweitet:

---

*) In der Folge mit A. d. bezeichnet.
**) K. Staunig, Die Röntgentherapie der chronischen Arthritiden, in H. Meyer, Lehrbuch der Strahlentherapie, III. Bd., Urban und Schwarzenberg, 1926.

einerseits auf die Makroskopie und anderseits auf die Gebiete der kleinsten Größenordnungen der Materie und sich das Verlangen aufdrängt, die verschiedenen Erscheinungen zu **verbinden** und **gemeinsam zu verstehen**, sie aus der einfachen Aneinanderreihung zu lösen, ihnen eine **bestimmte Richtung zu geben und den Hauptvorgängen der Krankheit einzuordnen**; denn neben der Möglichkeit, für das, was in der Form verschieden ist, neue Namen zu erfinden, gibt es auch noch die Möglichkeit, die **Kräfte aufzuzeigen**, denen die verschiedenen Formen der Erscheinungen ihre Bildung verdanken. Vieles, was in der Form keinerlei Verwandtschaft zu haben scheint, erweist sich, wenn es unter einem allgemeineren Gesichtswinkel betrachtet wird, als zusammengehörig, läßt sich einordnen und wird damit leichter verstanden. Eine Theorie der Hauptvorgänge soll daher den **Schlüssel** für das Verständnis der Gesamtheit der Erscheinungen ergeben. Ob diese **Hauptvorgänge** richtig gesehen und in ihrer Stellung zueinander richtig bestimmt worden sind, das kann natürlich nur der **Erfolg** einer solchen „Theorie" entscheiden; aber wir können nur auf einem solchen Weg zu einer Theorie gelangen, daß wir aus der Erfahrung geeignete Begriffe ableiten und sie durch Sätze zu einem widerspruchsfreien System verknüpfen, das auf alle Erfahrungen paßt.

Die Darstellung hat sich zur Aufgabe gestellt, soweit dies möglich schien, Ausdrücke und Bezeichnungen anzuwenden, die dem Bereich und Sprachgebrauch der Physik und Chemie entsprechen; diese Ausdrücke sind die einfachsten, sie haben nur eine einzige Bedeutung und sie werden überall verstanden; sie zu gebrauchen war aber auch deswegen notwendig, weil die Theorie der A. d. die Vorgänge in Größenordnungen der Materie zu Hilfe nimmt, in denen sich der Stoff bereits in feiner Verteilung vorfindet; je tiefer der Erklärungsversuch in diese Größenordnungen der Massenverteilung im Raum hinabsteigt, um so schärfer und eindeutiger sind durch naturwissenschaftliche Untersuchungen die Kräfte bestimmt, die in diesen Formen der Massenverteilung wirken, um so eindeutiger werden die Begriffe und daher um so sicherer die Beweisführung.

Dabei ist wichtig, daß die Vorgänge in den verschiedenen Größenordnungen richtig gegeneinandergehalten werden; denn so wie das Molekül durch die in ihm vorhandenen Atome bestimmt wird — also das Größere durch das Kleinere —, so werden die Kolloide durch die Größenordnung der Moleküle, die Zellen durch die Kolloidformationen und die Organe durch die Zellkomplexe gekennzeichnet. In der Natur regiert also die große Zahl des Kleineren die Funktion des Großen, und das Verständnis dieser Funktion muß daher offenbar aus dem Geschehen im Kleineren abgeleitet werden, nicht umgekehrt. So wie wir ins Mikroskop sehen, um das Uhrwerk des Makroskopischen zu erkennen, so können wir hinter jeder anderen Größenverteilung noch eine kleinere und feinere finden, in deren Mechanismus das Verständnis eines Vorganges gelegen sein kann. Da nun alle L e b e n s v o r g ä n g e an den kolloiden Zustand gebunden sind, so kann wohl als unmittelbar einleuchtend gelten, daß jeder E r k l ä r u n g s v e r s u c h, d e r s i c h a u f d i e l e b e n d e S u b s t a n z b e z i e h t, z u m m i n d e s t e n b i s z u r V e r t e i l u n g d e r M a t e r i e i n d e n k o l l o i d e n Z u s t a n d, a l s o i n d i e G r ö ß e n o r d n u n g 10^{-5}—10^{-7} c m g r e i f e n m u ß, um überhaupt den Namen eines Erklärungsversuches zu verdienen.

In der Hauptsache soll dann versucht werden, die Erscheinungen der A. d. in Regeln zu fassen und diese in die Theorie einzureihen.

Übersichtsmäßig gehaltene Skizzen über das e l a s t i s c h e V e r h a l t e n d e r K ö r p e r und über das W e s e n d e s k o l l o i d e n Z u s t a n d e s sind vorangestellt worden, weil nicht angenommen werden konnte, daß diese Kapitel der Physik allgemein bekannt sind. Sie sind im wesentlichen den klassischen „Vorlesungen über die physikalischen Grundlagen der Naturwissenschaften" von F r a n z E x n e r (Deuticke, 1922) entnommen.

I. Formulierung der Theorie.

Die Theorie sagt folgendes aus:

1. Den Erscheinungen der A. d. liegen zwei a n t a g o n i s t i s c h w i r k e n d e H a u p t v o r g ä n g e zugrunde. D e r P r i m ä r v o r g a n g i s t i n d e r V e r m i n d e r u n g d e s D i s p e r s i t ä t s g r a d e s d e r g e l e n k b i l d e n d e n T e i l e g e l e g e n; er ist ein progredienter Vorgang.

2. D e r S e k u n d ä r v o r g a n g b e s t e h t i m E i n t r i t t e i n e r h o c h d i s p e r s e n f l ü s s i g e n P h a s e i n d a s d u r c h d e n P r i m ä r v o r g a n g v e r ä n d e r t e S u b s t r a t. D i e V e r e i n i g u n g d e r f e s t e n n i e d e r d i s p e r s e n P h a s e (1.) m i t d e r h o c h d i s p e r s e n P h a s e (2.) e r f o l g t d u r c h Q u e l l u n g. D e r D i s p e r s i t ä t s g r a d s t e i g t.

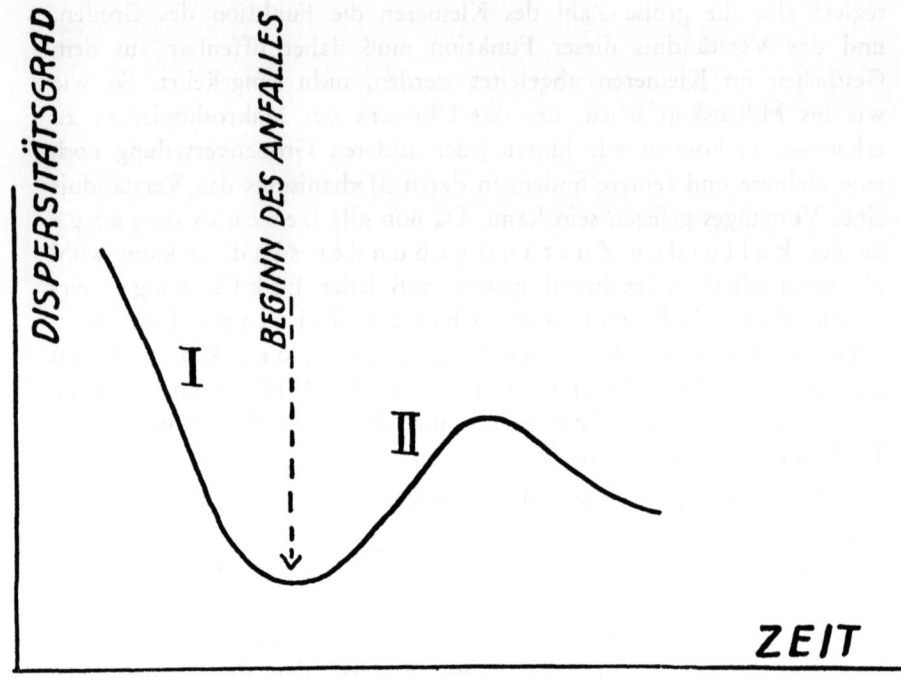

Fig. 1. Verlaufskurve der A. d. im Primär- (I) und Sekundärvorgang (II).

II. Das elastische Verhalten der Körper.

Die bekannten physikalischen Gesetze, welche das Verhalten der Gase gegenüber Druck, Temperatur und Volumen betreffen, sind schon verhältnismäßig frühzeitig erkannt worden, weil bei den Gasen die zwischen den Molekülen tätigen Kräfte in Wegfall kommen und die Gasmoleküle daher frei und unbeeinflußt sind von jenen Kräften, welche zwischen den Molekülen der flüssigen und festen Körper wirken und deren Aggregatzustand bedingen; die Gasgesetze waren daher in verhältnismäßig einfacher Weise abzuleiten. Die Wirkungsgesetze der Molekularkräfte dagegen sind heute noch nur sehr unvollkommen bekannt; diese Molekularkräfte wirken nur auf sehr kurze Distanzen im Umkreise der Moleküle. Man nimmt an, daß sich ihre Wirkung etwa auf Strecken von der Größenordnung eines Zehntausendstels eines Millimeters erstreckt, das ist 10^{-5} cm, und daß ihre Abnahme rascher erfolgt als nach dem Newtonschen Gesetz der quadratischen Verminderung mit der Distanz.

Diese Molekularkräfte bedingen das elastische Verhalten der Körper. Das elastische Verhalten der Körper ist bekanntlich im wesentlichen dadurch charakterisiert, daß eine durch äußere Kräfte hervorgebrachte Deformation beim Aufhören der Kräfte wieder vollständig verschwindet, so daß der Körper in seinen ursprünglichen Zustand zurückkehrt. Das elastische Verhalten der Körper hat aber seine Grenzen; überschreitet die Deformation einen gewissen Grad, so wird sie nicht mehr ganz verschwinden, und der Körper bleibt dauernd deformiert. Wenn einzelne Teilchen eines festen Körpers dauernd aus dem Verband mit ihren Nachbarteilchen gerissen werden, so ist immer eine Überschreitung der Elastizitätsgrenze die Ursache. Unter dem Einfluß solcher zu starker Kräfte beginnt die Materie zu fließen, wie man es an Kupferdrähten beobachten kann, die schon unter mäßiger Belastung mit der Zeit immer länger werden; oder an einer Siegellackstange, die sich bei längerem Liegen verbiegt. Die Grenze der äußeren Kraftwirkung, bei welcher eine dauernde Deformation des Körpers übrig bleibt, nachdem die Einwirkung aufgehört hat, bezeichnet man als die Elastizitätsgrenze der Substanz.

Die elastischen Veränderungen, denen die Körper unter dem Einfluß äußerer Kräfte unterworfen sind, können sich in zweifacher Art äußern:

1. Ist die Veränderung mit einer Variation des Volumens, also mit Dehnung oder Kompression verbunden, so spricht man von der Volumelastizität als jener Kraft, welche der beabsichtigten Veränderung widerstrebt;

2. besteht diese Änderung aber nur in einer Veränderung der Gestalt ohne gleichzeitige Änderung des Volumens, also in einer Verdrehung des Körpers, so spricht man von Gestalt- oder Formelastizität, die auch häufig als Starrheit, Scherung oder Righeit bezeichnet wird.

III. Der kolloide Zustand.
(Nach W. Ostwald.)

Der kolloide Zustand der Materie ist bekanntlich ein Zustand, der jeden Körper betreffen kann, der aber insbesondere der lebenden Materie eigentümlich ist; er ist dadurch ausgezeichnet, daß die Teilchen der Materie in die Größenordnung 10^{-5}—10^{-7} cm fallen.

Die Ausdehnung des Atoms und der Moleküle fällt bekanntlich in die Größenordnung 10^{-8} cm und Lösungen, in denen das Gelöste in Teilchen dieser Größe aufgelöst ist, heißen deshalb m o l e k u l a r e Lösungen; die Teilchen haben also etwa den Durchmesser von einem zehnmillionstel Millimeter.

Hochdisperse Kolloide haben eine Teilchengröße von etwa einem Millionstel eines Millimeters (10^{-7} cm), niederdisperse eine Teilchengröße von einem zehntausendstel Millimeter (10^{-5} cm); sie sind also mikroskopisch unsichtbar.

Die Kolloide liegen also zwischen der „molekularen" und der „grobdispersen Verteilung" des Stoffes. Eine molekulare Lösung geht in den kolloiden Zustand über, wenn ihre Teilchen sich vergrößern, ein grobdisperser Körper wird zum Kolloid, wenn seine Teilchen sich verkleinern. Ein Kolloid kann daher durch Erhöhung der „Dispersität" zur molekularen Lösung werden oder anderseits durch Verminderung des Dispersitätsgrades zum grobdispersen Körper; in dem einen Fall wird es „dissolviert", im anderen Fall „koaguliert".

In den kolloiden Teilchen sind Kräfte wirksam, welche einerseits zur größeren Verteilung, Erhöhung der Dispersität drängen; es sind dies Kräfte, die mit der Brownschen Molekularbewegung (Wärmebewegung) gleichbedeutend sind. Anderseits werden die Teilchen, durch elektrische Häutchen (Adsorptionsmembranen) an der Verteilung gehindert und aus der gegenseitigen Wirkung dieser Kräfte ergibt sich ein Gleichgewicht, welches durch den „Grad der Dispersität" gekennzeichnet wird.

Dieser kolloide Verteilungszustand hat bekanntlich überraschend große Ähnlichkeit mit den sogenannten „biologischen" Vorgängen; es kommen bei diesen „Lebensvorgängen" nicht allein die c h e m i s c h e Beschaffenheit der Körper, sondern mehr noch jene M o l e k u l a r k r ä f t e zur Wirkung, welche eben durch den kolloiden Verteilungszustand gegeben sind. So wird die Reaktionsgeschwindigkeit eines chemisch definierten Körpers durch die feinere Art der Verteilung auf das Vielfache erhöht, weil sich mit der Zunahme des Verteilungsgrades seine Oberfläche sprunghaft vergrößert und die Oberflächenkräfte zur Wirkung kommen können; ein würfelförmiger Körper von 1 cm Seitenlänge hat eine Oberfläche von 6 qcm; bei der Zerteilung in den hochdispersen Zustand hat dieser Körper aber eine Oberfläche von 6000 qcm; die Oberflächenkräfte sind also um das 1000fache größer geworden.

Die Kolloide streben aber im allgemeinen nach einer Oberflächenverkleinerung, also nach Dispersitätsverminderung; sie „a l t e r n" von selbst, und es muß Arbeit aufgewendet werden, um ihre Dispersität wieder zu steigern. Sinkt also der Dispersitätsgrad eines kolloiden Körpers, so ändert sich auch sein ganzes physikalisches Verhalten: es verändern sich die Härte und Konsistenz, die Zug- und Druckfestigkeit des Körpers, der elektrische Widerstand, die Lichtdurchlässigkeit; es sinkt der Schutz gegen Kalkniederschläge und es sinkt der Grad der Elastizität.

Die Vorgänge in kolloiden Lösungen verlaufen anders wie die Vorgänge chemischer Reaktionen; sie benötigen zu ihrem Ablauf vor allem einer gewissen Zeit und ihr Endzustand ist nicht so streng definiert wie bei jenen, und sie sind nicht selten reversibel.

Wir wollen nun unsere Aufmerksamkeit besonders zwei Erscheinungen kolloider Vorgänge zuwenden, und zwar der „Synärese" und der ihr entgegengesetzten „Quellung".

1. Synärese. Jedem Bakteriologen, welcher Agarkulturen herstellt, ist die Erscheinung bekannt, daß die Agargallerte Flüssigkeitströpfchen ausscheidet, die sich bald zu einer zusammenhängenden, ganz beträchtlichen Flüssigkeitsmenge vereinigen. Man pflegt diese Flüssigkeit „Kondensationswasser" zu nennen, eine Bezeichnung, die in mehrfacher Hinsicht irreführend ist; denn die Flüssigkeit wird nicht aus dem Wasserdampf des abgeschlossenen Gefäßes kondensiert, sondern sie wird aus der Gallerte sezerniert. Es handelt sich auch nicht um Wasser, sondern um eine *Lösung,* die alle Bestandteile der Gallerte enthält, nur meist in kleineren Konzentrationen. Das abgeschiedene *Serum* stellt eine zweite verdünnte Kolloidlösung dar, die aus der konzentrierten Lösung der Gallerte ausgetreten ist. Der Mediziner kennt eine ähnliche Erscheinung in der „Gerinnung" des Blutes, bei der sich der „Blutkuchen" in Gallertform vom „Blutserum" trennt. Alle Kolloide können nun diese Synärese zeigen. Sie beruht darauf, daß die kolloide Lösung einen plötzlichen Viskositätsanstieg erfährt und sich ein Teil derselben von einem zweiten durch *Entmischung der kolloiden Lösung* trennt. Es bildet sich erstens eine *konzentrierte Kolloidphase* mit wenig Wasser (Kuchen) und zweitens eine verdünnte wäßrige Phase mit verhältnismäßig wenig Kolloid (Serum). Das Generelle dieses Vorganges ist also eine Entmischung, welche mit einer Dispersitätsverringerung des ganzen Systems, anderseits mit der Aufteilung in zwei räumlich und mechanisch eng miteinander verbundene Anteile von verschiedenem Gehalt an den betreffenden Stoffen verknüpft ist. Der Dispersitätsgrad sinkt mit dem

Anstieg der Viskosität zur Gallertform beträchtlich, anderseits hat sich im Serum eine zweite verdünnte Kolloidlösung gebildet.

II. Quellung. Der Zustand der Gallerte kann sich aber noch auf einem anderen Weg bilden. Es ist bekannt, daß eine feste Leimscheibe in eine Gallerte übergeht, wenn sie einige Zeit in Berührung mit Wasser gebracht wird. Es tritt dabei die bekannte Erscheinung der Quellung auf, eine Erscheinung, die man auch bei sehr vielen anderen Kolloiden, nicht nur beim Leim, beobachtet. Taucht man eine Hälfte einer Scheibe von gewöhnlichem braunem Tischlerleim ins Wasser und läßt sie über Nacht in dieser Lage, so kann man bekanntlich am nächsten Tage eine sehr erhebliche Volumzunahme der eingetauchten Hälfte feststellen, aber auch einen optischen Effekt; die gequollene Partie ist weißlich getrübt, während die ungequollene Hälfte die relative Durchsichtigkeit des Leims beibehalten hat. Es ist also eine Gallerte entstanden mit Formelastizität, mit muscheligem Bruch und Volumzunahme.

Ganz ähnliche Erscheinungen zeigen sich bei der Quellung von Kautschuk, Gelatine und Eiweiß. Die Quellung geht bei längerer Einwirkung des Quellungsmittels, besonders bei höheren Temperaturen, beim Leim und anderen Kolloiden stetig über in eine kolloide Auflösung. Bei manchen Kolloiden, wie beim Gummiarabikum, liegt das Quellungsgebiet so tief, daß wir bei Zimmertemperatur gewöhnlich nur den letzten Vorgang, die Auflösung, beobachten. Durch Zusätze verschiedener Art läßt sich der Vorgang der Quellung hemmen oder fördern.

Bei der Quellung werden oft recht ansehnliche Wärmebeträge frei, und daß überhaupt ein unverhältnismäßig großer Energieumsatz bei diesem Phänomen stattfindet, ist bekannt; schon die alten Ägypter benutzten die Quellungserscheinungen zum Felsensprengen, indem sie trockene Holzkeile in Felsspalten trieben und sie durch Begießen mit Wasser zum Quellen brachten.

Wenn wir nach den inneren kolloid-chemischen Vorgängen fragen, die aus einem festen Körper eine Gallerte entstehen lassen, so entspricht die Quellung einer Umkehr der Synäresis. Die Quellung besteht in der Bildung eines dispersen Systems aus zwei makroskopischen zusammenhängenden Schichten, während bei der Synärese die Gallerte und eine bestimmte Menge von Serum, also zwei Phasen, aus einer kolloiden Lösung entstehen.

Der Quellungsvorgang führt eine Erhöhung des Dispersitätsgrades der Systeme herbei, während die Synärese mit einer Erniedrigung des Verteilungsgrades verbunden ist; bei dieser wird Wärme gebunden, bei jener frei. Die Tatsache bleibt unter allen Umständen bestehen, daß der Dispersitätsgrad einer typischen Gallerte niedriger ist als der ihrer flüssigen Lösung und höher als der des festen Körpers, aus dem sie durch Quellung entstand.

2. TEIL.
DER PRIMÄRVORGANG.
I. Das Röntgenbild der A. d.

Es ist bekannt, daß die Zeichen der A. d. sich oft auf dem Röntgenbild erkennen lassen und die Röntgenuntersuchung daher ein wichtiges Verfahren zur Feststellung dieser Krankheit ist. Das Röntgenbild gibt die deformativen Veränderungen der gelenkbildenden Knochenteile wieder; es zeigt die E n t r u n d u n g e n der gelenkbildenden

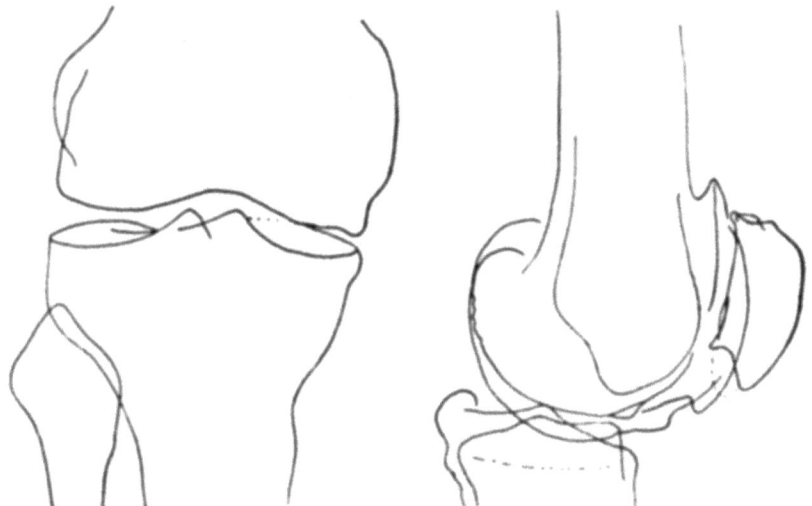

Fig. 2. Stauchungswulst am Tibiakondyl mit Lippenbildung an der medialen Seite *).

Fig. 3. A. d. des Kniegelenkes. Randwülste an allen Knochenrändern, Sporne an der Patella.

Skeletteile, die l i p p e n f ö r m i g e n, w a l l - oder s p o r n f ö r m i g e n E x o s t o s e n, die als Zeichen der A. d. allgemeine Bekanntheit erlangt haben. Versucht man diese Röntgenzeichen, anstatt sie aufzuzählen und zu beschreiben, hinsichtlich ihrer G e n e s e zu untersuchen und sie in eine Theorie der A. d. einzureihen, so muß man sich zuerst daran erinnern, daß die Rekonstruktion der Gesamtform

*) Fig. 2—7: Skizzen nach R. Grashey.

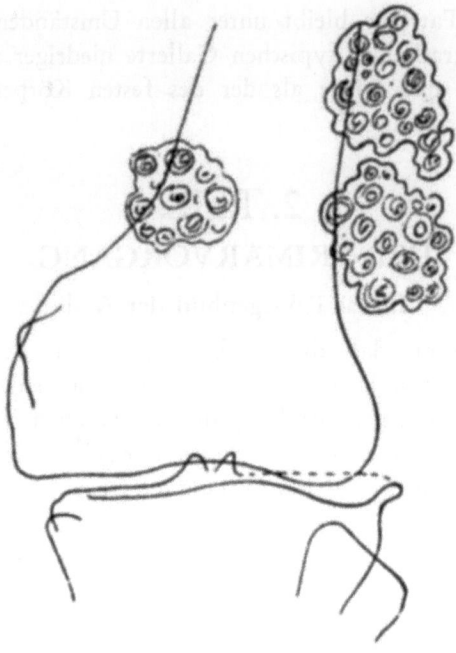

Fig. 4. Arthritische Gelenksmäuse des Kniegelenkes. Randwulst des lateralen Kondyls der Tibia, die Eminenzen in Spitzen ausgezogen. Subluxationsstellung der gelenkbildenden Teile.

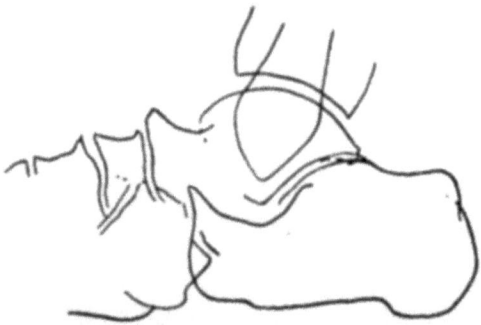

Fig. 5. A. d. des Fußes mit pes planus; Randexostosen an den Fußwurzelknochen.

einer solchen Randwulst- oder Spornbildung eine Aufgabe der geeigneten projektiven Darstellung ist; eine Sporn- oder eine Lippenbildung an einem Skelettkörper im Röntgenbild ist sehr oft nur die Querschnittsprojektion einer Bildung von größerer Längsausdehnung, als wie sie das Röntgenbild zeigt: eine Lippe erstreckt sich nicht selten um den ganzen Umfang eines Knochenendes, und ein Sporn bedeutet nicht selten einen Spurkranz, der sich um den Wirbelrand legt. Ein Sporn kann

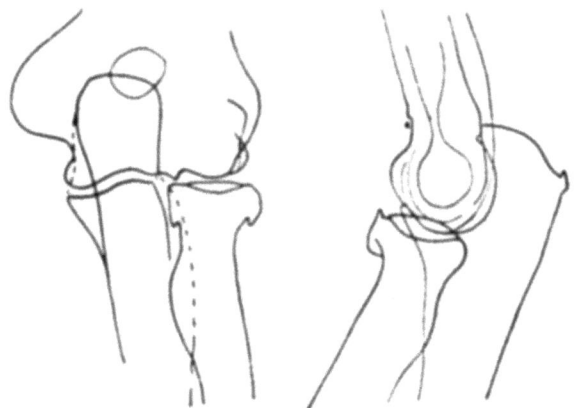

Fig. 6. A. d. des Ellbogengelenkes. Unregelmäßige Knochenränder, Sporne des Olecranum und Capitulum radii.

aber ebensogut ein Gebilde sein, welches im wesentlichen nur nach zwei Richtungen des Raumes entwickelt, also ein wirklicher Sporn ist.

Es muß auch der Ansicht widersprochen werden, die annehmen sollte, daß solche Bildungen an den Gelenkrändern sitzen; eine einfache Überlegung ergibt, daß die Gelenkränder aus Knorpel bestehen und, da dieser sich im Röntgenbild von den umgebenden Weichteilen nicht abhebt, ein Sporn als knochendichtes Substrat daher auch nicht dem

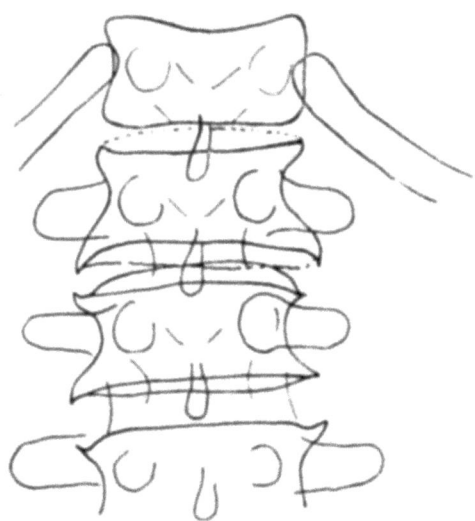

Fig. 7. A. d. der Lendenwirbelsäule; spurkranzförmige Randwülste an den Wirbelkörpern, Deformierung der Wirbelkörper.

Gelenkrand angehören kann; eine typische Randwulstbildung in Gelenknähe gehört vielmehr dem unter der Knorpelschichte liegenden Knochenrand der Epiphyse, also dem K n o c h e n und nicht dem K n o r p e l an. Aussagen über Veränderungen des Knorpelanteiles der Gelenke aus dem Röntgenbild können daher nur gemacht werden, wenn sie i n d i r e k t erschlossen werden, sei es, daß besondere Methoden der künstlichen Differenzierung angewendet werden, oder daß ein solcher Schluß aus einer abnormen Verschmälerung oder Aufhebung des Knorpelraumes abgeleitet wird.

Im allgemeinen jedoch f a l l e n K n o r p e l v e r ä n d e r u n g e n a u ß e r h a l b d e s R ö n t g e n g e s i c h t s k r e i s e s , w e i l e b e n d a s R ö n t g e n b i l d s o z u s a g e n b l i n d f ü r s i e i s t ; es finden sich dafür reichlich Zeichen von S k e l e t t v e r ä n d e r u n g e n, die nicht nur zeigen, daß der Knochen in hohem Grade an der Gelenkerkrankung teilnimmt, sondern auch deutlich genug auf die Genese dieser Bildungen und darauf hinweisen, welche Zustände physikalischer Natur im erkrankten Knochen anzunehmen sind. Die Veränderungen der S p o n g i o s a s t r u k t u r, die ein opaktes Aussehen annimmt, unschärfer und weniger geordnet, in ihren Zügen kürzer und weniger durchgreifend gefunden wird und daher das „brillante" Bild der Norm vermissen läßt, zeigen die Anteilnahme weiter entlegener Teile des Knochens; die höheren Grade der S p o n d y l a r t h r i t i s d e f o r m a n s und der A r t h r i t i s c o x a e, die K i e n b ö c k s c h e F o r m d e r V e r k r ü m m u n g d e r R ö h r e n k n o c h e n d e r u n t e r e n E x t r e m i t ä t bei A. d. der Kniegelenke lassen die Teilnahme auch gelenkferner Skelettgebiete erkennen. Es kann als Regel gelten, daß dieser Anteil des Skelettsystems ein p r i m ä r e r in der zeitlichen Folge der Erscheinungen ist; es finden sich schon so frühzeitig unverkennbare Deformierungen am Röntgenbild, daß man ohne Zwang annehmen kann, daß der eigentümliche Zustand den Knochen ebenso betrifft wie den Knorpel und der Zustand also ein g e m e i n s a m e r z w i s c h e n b e i d e n i s t. Daß es seltene Fälle gibt, bei denen keine Deformierungen nachweisbar sind, ist richtig, doch hat das andere Gründe; in der weitaus überwiegenden Zahl der Fälle sind die für jedes Gelenk typischen großen und kleinen Zeichen der Deformierung s c h o n v o l l e n t w i c k e l t , w e n n d i e e r s t e n B e s c h w e rd e n e i n s e t z e n, und sehr häufig werden diese Zeichen zufällig entdeckt; die nähere Nachsuche ergibt dann auch im symmetrischen Gelenk und an anderen Gelenken die charakteristischen Erscheinungen der A. d. im Röntgenbild.

Diese Regel hat so allgemeine Geltung, daß wir sie nicht mit Beweisen belegen zu müssen glauben, weil sie durch jeden Fall bestätigt wird, der nicht unter die Ausnahmen fällt.

Die Bedingung für das Entstehen der Deformierungen ist also ein **zeitlich ausgedehnter, mehr oder weniger langsam fortschreitender Prozeß im Knochen, der der eigentlichen Erkrankung vorangeht**; ein Prozeß, der in einer fortschreitenden Zustandsänderung der knöchernen und knorpeligen Gelenkteile und — wie wir hinzufügen wollen — auch der Gelenkweichteile besteht.

Nach den Aussagen der Physiker entsteht eine bleibende **Deformierung** dann, wenn die elastischen Kräfte eines Körpers die vorübergehende Deformierung durch eine einwirkende Kraft nicht wieder auszugleichen vermögen. Das kann entweder geschehen, wenn die einwirkende Kraft zu groß, oder wenn die elastischen Kräfte des Körpers, auf den die Einwirkung erfolgt, kleiner geworden sind. Der erste Fall führt in der Regel zur Kontinuitätstrennung und Fraktur; der zweite Fall aber entspricht jener dauernden Einwirkung von Kräften, bei der die Materie, wie die Physiker sagen, „**ins Fließen**" gerät, jener Einwirkung, die die Siegellackstange nach längerem Liegen verbogen erscheinen läßt, die Kupferdrähte beim Hängen senkt und die auch die Faltung der Gebirgszüge hervorgerufen hat. Die normalen physiologischen Kräfte haben bei ihrer Einwirkung auf das Skelett die **Elastizitätsgrenze** überschritten, und unter ihrer dauernden Einwirkung sind **bleibende** Veränderungen, also **Deformierungen**, entstanden. Eine Reihe solcher Kräfte soll nunmehr aufgezählt und die besondere Wirkung auf das Skelett abgeleitet werden.

1. Eine dieser Kräfte ist die **Schwerkraft**; unter normalen Verhältnissen wird die vorübergehende Deformierung durch die elastischen Kräfte ausgeglichen; wenn aber das Substrat, auf das sie wirkt, also das Skelett, in einem Zustand ist, der gekennzeichnet ist durch die **Verminderung dieser elastischen Kräfte**, so wird die Folge sein, daß **bleibende Deformierungen** auftreten. Sie werden überall dort auftreten, wo die Hauptkomponenten der Schwerkraft angreifen; dem Druck des Gewichtes wird die Materie auszuweichen suchen, und wir sehen also überall dort, „wo das Gewicht des Körpers lastet", und dieses ist ja die Schwerkraft — an den Kondylen der Tibia und des Femur, am Hüftgelenkdach und am Femurkopf, am Navikulare des Fußes und am Taluskopf, an den Synchondrosen und an den vielen bekannten anderen, einander gegen-

übergestellten Knochenflächen die Zeichen der **Deformierung** am Röntgenbild erscheinen. Daß immer **b e i d e** gelenkbildenden Teile ceteris paribus in gleichem Maße betroffen sind, liegt an dem Newtonschen Gesetz, welches aussagt, daß actio gleich reactio ist.

Wir glauben, daß nicht näher ausgeführt zu werden braucht, wie sich die Schwerkraftskomponenten im Körper verteilen; die Röntgenbilder der A. d. können als Studien über dieses Thema gelten.

Bevor wir aber nun weitergehen, wollen wir einen wichtigen Schritt vollziehen, der seine Begründung in den einleitenden Kapiteln erhalten hat.

Wir sagen aus, daß **d i e H e r a b s e t z u n g d e r e l a s t i s c h e n K r ä f t e d e s S k e l e t t e s i n e i n e r H e r a b s e t z u n g d e s D i s p e r s i t ä t s g r a d e s s e i n e s k o l l o i d e n S u b s t r a t e s b e s t e h t**. So verwunderlich das erscheinen mag, so besteht es doch physikalisch zu Recht, weil die Elastizitätsgesetze aus den kolloiden Vorgängen folgen oder besser, etwa zueinander in dem Verhältnis stehen, wie wenn man dasselbe Substrat einmal mit dem bloßen Auge und dann in einer anderen Größenordnung, etwa unter dem Mikroskop, beobachtet.

Mit dem Sinken des Dispersitätsgrades nimmt die Zahl der kolloiden Teilchen ab und daher auch ihre Gesamtoberfläche, damit aber auch die Größe der Oberflächenkräfte; das ist aber jene Kraft, die die Körper zusammenhält und die Elastizität der Körper bedingt. Für diese letztere wird damit nur aus Gründen der Darstellung ein anderer Ausdruck eingesetzt und damit der Gleichung nur eine andere Form gegeben.

Damit finden wir den Anschluß an die Ausnahmen, welche wir durch das Fehlen der Skelettdeformierung gekennzeichnet haben. Es gibt nämlich im Körper eine ganze Anzahl von Gelenken, die so gebaut sind, daß die **S c h w e r k r a f t** nicht an den gelenkbildenden Skelettteilen, sondern **a n d e n W e i c h t e i l e n d e r K a p s e l** und ihren Adnexen angreift; ein solches Gelenk ist zum Beispiel das **S c h u l t e r g e l e n k**; das Gewicht des Armes hängt an diesen Weichteilen und diese, nicht der Humeruskopf und die Pfanne, empfangen den Hauptteil des physiologischen Traumas der Schwerkraft. Wenn wir die Eigenschaft der Dispersitätsherabsetzung auch für diese Gelenkweichteile annehmen, so müßte die Deformierung im Sinne des „Fließens" der Materie auch für diese Weichteile bestehen; die Weichteile differenzieren sich aber nicht, und es würde daher keine Möglichkeit ihres Nachweises am Röntgenbild bestehen. Hier kommt uns ein anderes Moment zu Hilfe; die biologischen Kolloide haben die Eigenschaft, an jenen Stellen, wo sie in den grobdispersen Zustand übertreten, K a l k n i e - d e r s c h l ä g e a n z u s e t z e n, und diese Kalkniederschläge sind in der Tat bei der Arthritis der Schulter zu finden; es sind das die plattenförmigen Niederschläge in der Gelenkkapsel und den Schleimbeuteln, die das Äquivalent der Skelettdeformierung bilden und der A. d. der Schulter das eigenartige Gepräge der P e r i a r t h r i t i s h u m e r o - s k a p u l a r i s geben.

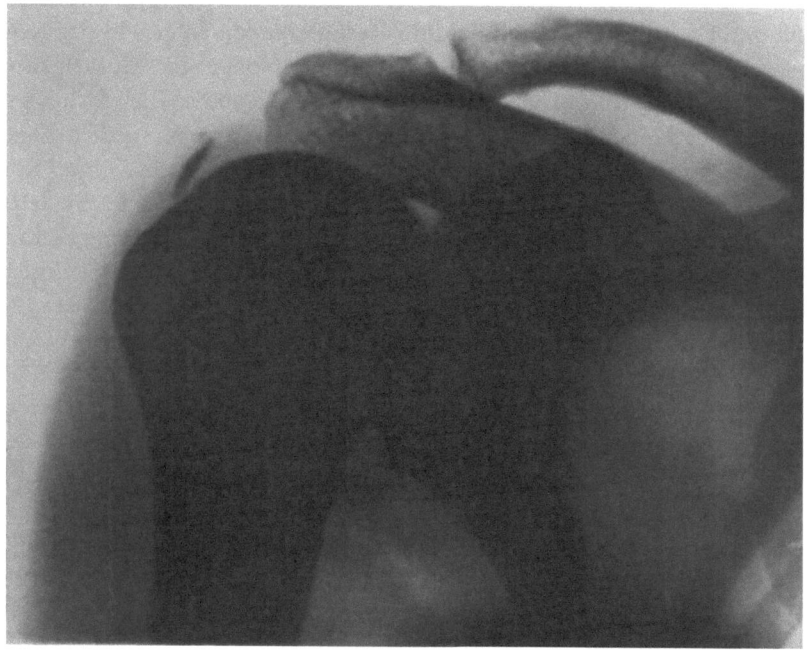

Fig. 8. Periarthritis humero-skapularis. Kalkeinlagerung in den Gelenkweichteilen im Primärvorgang, scharf begrenzt; der P. hat keine Beschwerden.

Ein anderes Gelenk dieser Art ist das H u m e r o r a d i a l - g e l e n k. Es bildet gewissermaßen ein Schultergelenk zweiter Serie, und die A. d. dieses Gelenkes ist als P e r i a r t h r i t i s h u m e r o - r a d i a l i s mit den Kalkniederschlägen in der Kapsel (als dem Ort der Dispersitätsherabsetzung) vom Verfasser kürzlich beschrieben worden (s. Fig. 20).

Kapselverkalkungen finden sich aber auch in anderen Gelenken bei der A. d., zum Beispiel im Knie- und Hüftgelenk, und sie sind in diesen Lokalisationen in der gleichen Weise zu deuten; je lockerer ein Gelenk im Verlaufe der A. d. wird, um so mehr strahlen die Komponenten der Schwerkraft usw. in die Kapsel des Gelenkes ein und rufen diese Bildungen hervor.

2. **Muskelzug**. Im Gegensatz zur Schwerkraft, die als Druckkraft im Sinne einer Verkürzung der Skelettkörper wirkt — und eine meßbare Verkürzung durch **bleibende Deformierung** auch erreicht, wenn im Skelett die Bedingung des **Primärvorganges** besteht —, gibt es im Körper auch noch Kräfte, die eine **Verlängerung** des Skelettkörpers anstreben; es sind das die Kräfte des **Muskelzuges**; diese Kräfte greifen am Skelett bekanntlich an sehr zahlreichen Stellen an, und ihre Resultierenden folgen in der Regel einer Richtung, welche der Achse des Muskels oder der Muskelgruppe entspricht; eine solche Kraft ist bestrebt, den Knochen zu **dehnen**; der gesunde Knochen kann diese Dehnung durch seine elastischen Eigenschaften wieder ausgleichen, der arthritische jedoch nicht. Unter dem Einfluß solcher Kräfte stehen im besonderen jene Punkte des Skelettes, an denen die (oft zu einer Sehne vereinigten) mehr oder weniger kräftigen Muskelgruppen inserieren; solche Stellen gibt es bekanntlich am olecranon, am calcaneus, am trochanter major, an der patella, am Hinterhauptbein, an zahlreichen Stellen des Beckens usw. **Wenn nun im Skelett ein Defekt elastischer Kräfte im Sinne des Primärvorganges besteht**, so „gerät die Materie ins Fließen". Im Verlaufe von biologischen Zeiträumen werden daher die vorübergehenden Deformierungen nicht mehr völlig ausgeglichen und auch hier **bleibende Deformierungen** auftreten, welche dem Zuge in der Richtung der angreifenden Kraft folgen, geradeso, als ob diese Bildungen **aus dem Skelettstück herausgezogen** worden wären. Je nachdem diese Kraft linear oder flächenhaft angreift, ist die Deformierung **sporn- oder stachelförmig** oder im zweiten Falle **keil- oder spurkranzförmig**.

In der Tat ergibt die Prüfung der entsprechenden Gelenkexkursionen und beteiligten Muskelgruppen solcher Fälle, daß die Deformierung im Sinne eines Spornes eine **Verlängerung** des Muskels zur Folge hat. Es läßt sich das durch das einfache Experiment der **Streckung und Beugung** des beteiligten mechanischen Systems nachweisen, bei dem die Streckung vermindert, die Beugung vergrößert gefunden wird, wenn der Sporn der Streckenseite angehört, also zum Beispiel am olecranon sitzt; analoge Veränderungen der Beugung und Streckung finden sich, wenn ein Calcaneussporn vorhanden ist. In diesem Falle ist die Beugungsexkursion der **Zehen vermindert, die Streckungsexkursion erhöht**.

3. Auf Bänder wirkende Kräfte. Die Kräfte der Schwere und die Muskelkräfte werden bei den Bewegungen des Körpers an zahlreichen Stellen auf den Bandapparat übertragen und durch die einzelnen Bänder auf deren Skelettansätze übergeleitet; sie wirken dann ebenso als Zug- und Dehnungskräfte wie die Muskeln an ihren Insertionen; die Ansätze der Bänder, die durch ihre Spannung zur Sicherung der Gelenke beitragen, finden sich nahe an den Endpunkten der Gelenkachsen an den am wenigsten der Bewegung unterworfenen Punkten des konvexen Gelenkkörpers (Toldt). Es sind daher diese Punkte diesen Zugkräften im besonderen ausgesetzt, und das Röntgenbild zeigt an diesen Stellen oft die ersten Zeichen der A. d.; besonders an jenen Gelenken, deren Knorpelbelage dick sind, ragen sie oft als einziges Zeichen in die gleichförmige Weichteilzone; ein Beispiel dafür sind die Veränderungen an den emminentiae intercondyloideae im Knie; die Eminenzen — besonders die mediale — sind an ihrem Scheitel zu Spitzen ausgezogen und daher um ein Geringes verlängert. Spornförmige Bildungen an den Bänderansätzen finden sich auch sonst an zahlreichen Stellen des Skelettes; besonders die Wirbelsäule ist das eigentliche Feld der Sporn- und Exostosenbildung, die offenbar dem Zusammenwirken einer großen Zahl von Muskeln, Faszien und Bändern zuzuschreiben ist.

4. Verminderung des Kalkschutzes der Kolloide. Ein weiteres Kennzeichen des Primärvorganges der A. d. ist die Eigenschaft der kolloiden Körper, Kalksalze anzuziehen, wenn sie in einen Zustand niedriger Dispersität übergehen, eine Eigenheit der A. d., welche nicht nur die Genese der Periarthritiden kennzeichnet, sondern auch auf die Ausbreitung des Primärvorganges auf weite Gebiete des Körpers hinweist. So ist eine Begleiterscheinung der übrigen Kennzeichen der A. d. zum Beispiel das häufige Auftreten von Sesambeinverknöcherungen. Die Fabella, das Sesamum peroneum, sind am Röntgenbild nahezu immer anzutreffen, wenn auch Deformationen und der Kalkaneussporn anzutreffen sind (Fig. 9); daneben gehören selbst bei verhältnismäßig jugendlichen Personen Kalkniederschläge in den Gefäßen zur Regel.

5. Das Gelenkmausleiden. Es ist bekannt, daß Gelenkmäuse in der Regel aus Knorpel bestehen und daher am Röntgenbild nicht sichtbar sind; oft genug aber sind ihre knöchernen Kerne im Röntgenbild zu sehen (Fig. 10). Eine unvoreingenommene Erklärung ist nicht schwer: schon die Physik sagt aus, daß eine Lostrennung von Teilchen eines Körpers immer nur durch Überwindung der elastischen

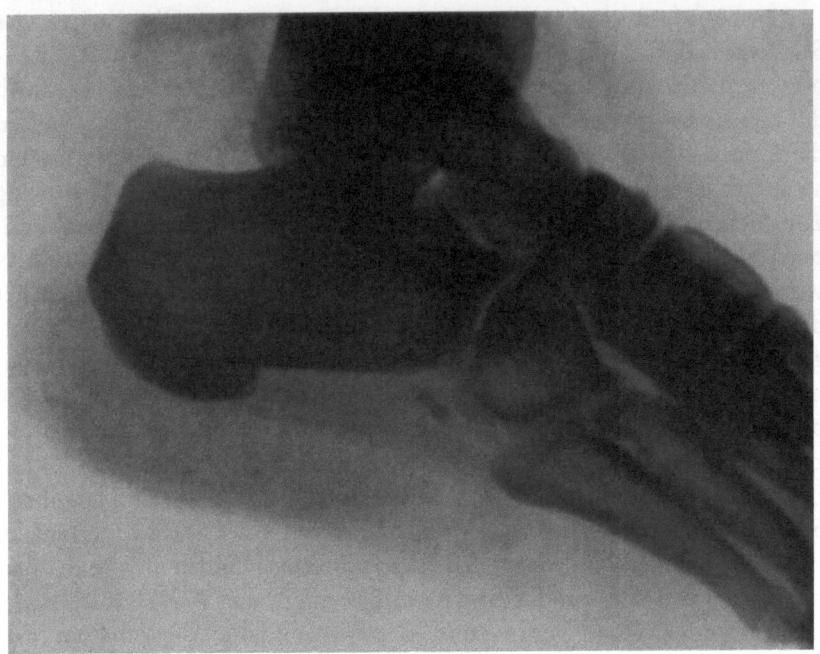

Fig. 9. Plantarer Calcaneussporn im Primärvorgang, scharf begrenzt; der P. hat keine Beschwerden; Os peroneum.

Kräfte dieses Körpers geschehen kann; werden also Teilchen, die im Innern des Knorpels und Knochens gelegen sind, nur in ihrer Lage zueinander verschoben — und darin besteht ja die bleibende Deformierung —, so ist anzunehmen, daß an der Oberfläche gelegene Teilchen auch l o s g e l ö s t und a b g e t r e n n t werden können; die mit der Dispersitätsherabsetzung verbundene Abnahme der Reichweite der Molekularkräfte läßt eine solche spontane Abtrennung ohne Zwang zu; ob diese Teilchen in der Synovia weiter wachsen können oder nicht, dies zu entscheiden, fällt außerhalb der Aufgabe einer Theorie der A. d., doch scheint es naheliegend, daran zu denken, daß die freien Gelenkkörper so entstehen und ihre Form durch Rollung erhalten.

II. Allgemeine Kennzeichen und Beziehungen der Röntgensymptome zum Primärvorgang.

Die Röntgensymptome entstehen also durch Zusammenwirken von P r i m ä r v o r g a n g und K ö r p e r m e c h a n i k ; damit steht im Einklang, daß gesunde alte Individuen deswegen k e i n e Arthritissymptome aufweisen, weil in ihrem Skelett kein Primärvorgang besteht;

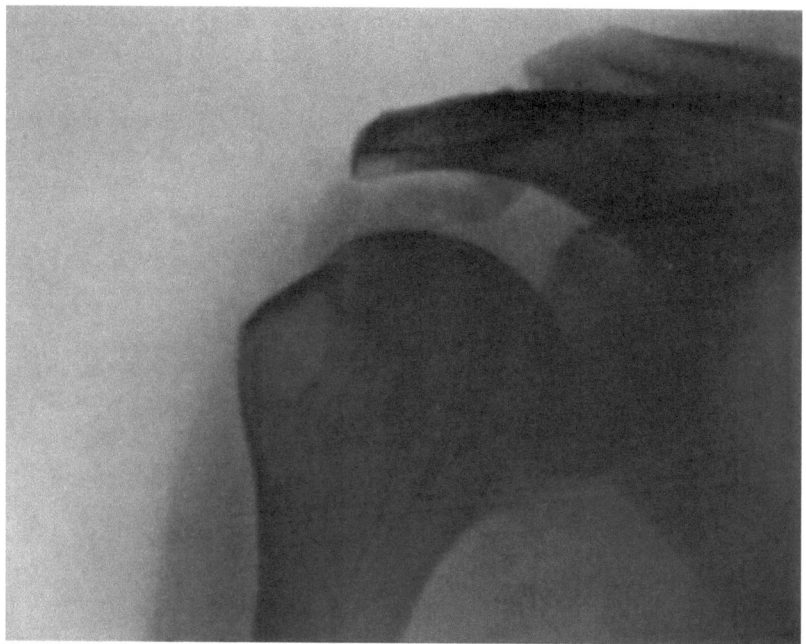

Fig. 10. A. d. der Schulter; ein großer, freier Gelenkkörper, keine Deformierung des Kopfes.

es steht ferner damit im Zusammenhang, daß die Röntgensymptome u n t e r e i n a n d e r v e r g e s e l l s c h a f t e t u n d ü b e r d e n g a n z e n G e l e n k a p p a r a t v e r b r e i t e t, d o p p e l s e i t i g, a l s o s y m m e t r i s ch, v o r k o m m e n und daß sie durch Besonderheiten der Mechanik verstärkt werden. So haben die Zimmerleute ihre Sporne am olecranon, die berufsmäßigen Reiter die Exostosen am Becken; aber nur dann, wenn eben die B e d i n g u n g d e s P r i m ä r v o r g a n g e s gegeben ist.

Die Röntgensymptome zeigen ferner scharfe B i l d b e g r e n z u n g, ein Zeichen, daß zwischen den Substraten und ihrer Umgebung keine chemischen Affinitäten bestehen (Fig. 8, 9 und 11). Im Gegensatz dazu wird später das Verhalten der Röntgensymptome unter dem S e k u n d ä r v o r g a n g behandelt werden.

Die Substrate sind ferner gekennzeichnet dadurch, daß sie n i c h t s c h m e r z h a f t sind; alle bisher aufgezählten Erscheinungsformen der A. d. fallen — s o l a n g s i e a l l e i n u n t e r d e r W i r k u n g d e s P r i m ä r v o r g a n g e s s t e h e n — unter diese Regel; die Deformationen, Sporne und Kalkniederschläge werden in diesem Stadium nahezu immer zufällig gefunden. Sie sind lediglich Zeichen dafür, daß ein Zustand der Vorbereitung und Anfallsbereitschaft im Körper besteht.

Dieser Zustand ist durch den Primärvorgang bedingt, und dieser besteht darin, daß durch einen langsam verlaufenden syn-

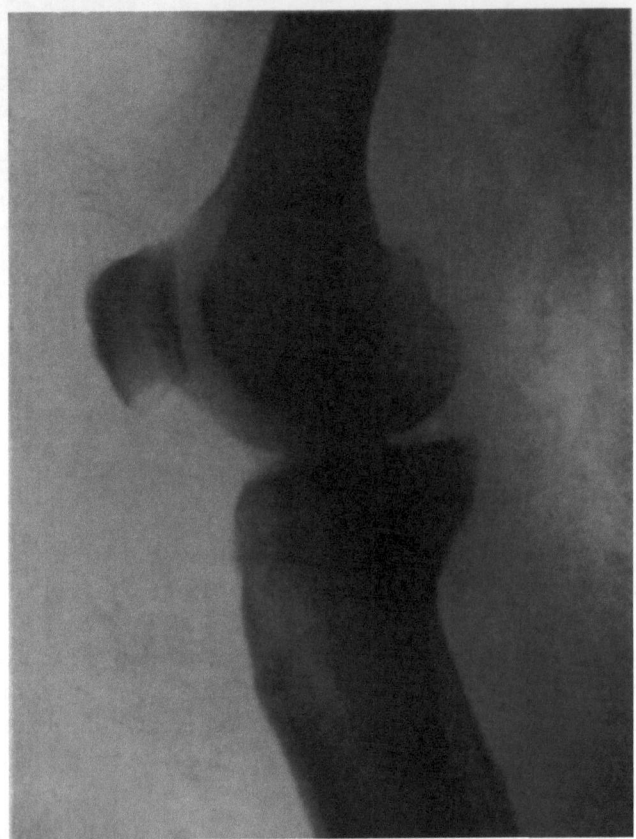

Fig. 11. Flacher, scharf begrenzter Sporn der Beugemuskulatur im Primärvorgang, unscharf begrenzter (schmerzhafter) Patellarsporn im Sekundärvorgang.

äretischen Prozeß im Knorpel, gelenkbildenden Skelett und in den Weichteilen der Dispersitätsgrad immer mehr abnimmt. Durch diesen kolloid-chemischen Prozeß entstehen zwei kolloide Phasen aus einem System mittlerer Dispersität; und zwar eine niederdisperse feste Phase und eine hochdisperse flüssige Phase.

Die niederdisperse Phase wird fester, weil ihre Viskosität steigt, und aus schon bekannten Gründen sinkt ihre Elastizität, sie wird spröde, mißfärbig, weil sie sich dem koagulierten Zustand nähert.

Dieser Prozeß **bindet** Wärme, deshalb fühlt sich ein solches Gelenk objektiv und subjektiv kalt an; es ist **nicht schmerzhaft**, weil der Gewebsdruck herabgesetzt ist; ein interkurrenter, schmerzlos verlaufender Erguß im Gelenk kann in dieser Phase auf einen synäretischen Nachschub hinweisen; doch bald ist der Erguß wieder resorbiert; das Gelenk wird **trocken**, es **knirscht** und **krepetiert** und verharrt in diesem Zustand längere oder kürzere Zeit. Die Gelenkweichteile zeigen keine Zeichen von Schwellung, es besteht kein Schmerz. Der Knorpel enthält bekanntlich weder Nerven noch Gefäße.

Der Knorpelbelag der Gelenke erleidet aber in diesem Zustand häufig grobe mechanische Läsionen, die sich in den **Schleifspuren** zeigen und jenen Veränderungen entsprechen, welche in einem ungenügend geölten Lager einer Maschine auftreten.

3. TEIL.
DER SEKUNDÄRVORGANG.
I. Gründe für die Annahme des Sekundärvorganges.

Das Aussehen der normalen Gelenkteile, des Knorpels, der Gelenkkapsel und Bänder entspricht dem Aussehen typischer Kolloide. Wenn dieses Aussehen, im besonderen die bläuliche Farbe des Knorpels, auf „durchschimmerndes Blut" zurückgeführt wird (Burckhardt), so ist dem entgegenzuhalten, daß das bläuliche Aussehen andere Gründe hat. Läßt man nämlich einen Lichtstrahl durch den Knorpel hindurchgehen, so bemerkt man, daß an den kleinsten Teilchen Licht auch seitwärts, senkrecht zum Lichtstrahl, abgebeugt wird. Lord Rayleigh hat gezeigt, daß das abgebeugte Licht sogenannter trüber Medien um so schwächer ist, je kleiner die Partikel sind. Molekulare Lösungen erscheinen deshalb klar oder, wie man zu sagen pflegt, optisch leer, weil die Teilchen in der Größenordnung der Moleküle liegen. Sind die Teilchen aber von der Größenordnung der Wellenlängen des Lichtes, also von der Größenordnung 10^{-5} cm, **einer Größenordnung, die jener der kolloiden Teilchen gleich ist**, so werden vorwiegend die kurzwelligen blauen Strahlen abgebeugt. Deshalb erscheint der Knorpel Jugendlicher **bläulich im reflektierten und rötlichgelb im durchfallenden Licht**; auch sieht man an ihm oft deutliche Opaleszenz, ein Zeichen, welches auf die Inhomoginität der Masse in ihren kleinsten Teilchen hinweist. Das Aussehen des Knorpels erklärt sich ganz allgemein aus dem Verhalten des Lichtes gegenüber trüben Medien, einem Problem, mit dem sich bekanntlich schon Goethe beschäftigt hat. Wir müssen also annehmen, daß die Teilchen der Gelenksubstrate eine Größe haben, die zwischen 10^{-5} und 10^{-7} schwankt, wie das dem kolloiden Zustand eigentümlich ist; sie sind also relativ groß gegenüber den einzelnen Molekülen und enthalten von diesen immer noch Millionen. Die **Veränderung in der Farbe, die diese Teile bei der A. d. zeigen**, lassen aber auch einen Schluß darüber zu, in welcher Richtung — Dispersitätsherabsetzung oder Dispersitätserhöhung, Vergrößerung oder Verkleinerung der Teilchen — sich die Änderung bewegt hat. Höhere Grade der Quellung nähern sich im Aussehen den molekularen Lösungen, weil die Teilchengröße unterhalb der Wellenlängen des Lichtes liegt, während eine Dispersitätsverminderung hohen Grades das Aussehen demjenigen von Koagulaten nähert.

Diese Veränderungen des Knorpels bei der A. d. sind durch die u. E. wichtigen Untersuchungen von C. G ö c k e*) studiert worden. Die Ergebnisse dieser Untersuchungen sind für die Theorie der A. d. von großer Bedeutung, weil sie das Substrat in kolloid-chemischer Betrachtungsweise behandeln. Er findet häufig „widersprechendes" Verhalten.

Göcke hat Quellungsversuche an normalem, kindlichem, erwachsenem und arthritischem Knorpel gemacht (cit. nach der Monographie: A. d. und chronische Gelenkkrankheiten von Hans Burckhardt, Neue D. Chirurgie, 52. Band), dabei erhebliche Unterschiede gefunden.

Göcke hat festgestellt, daß der elektrische Widerstand des jugendlichen und gesunden Gewebes um das Zehnfache höher war als der des weniger kolloid-dispersen arthritischen Knorpels; er hat ferner gefunden, „daß **das Knorpelgewebe des Körpers sich immer gleichsinnig zum Gelenkknorpel verhält**. Physikalische Zustandsänderungen, die wir am Experiment messen können, beschränken sich nicht auf ein arthritisches Kniegelenk, sondern ergeben am Rippenknorpel qualitativ und quantitativ **gleichgerichtete Reaktionen**".

---

*) C. Göcke (Dresden): Kolloid-chemische Untersuchungen am normalen und arthritischen Gelenkknorpel. Verh. d. 24. Kongresses der Deutschen orthop. Gesellschaft. Ferd. Enke in Stuttgart.

Die Quellbarkeit des Rippen- und Kniegelenkknorpels a) von Kindern, b) im normalen Gewebe Erwachsener und c) bei arthritischer Degeneration ist sehr verschieden. In seiner Arbeit sind die Quellungskurven angegeben, die im folgenden reproduziert sind. Sie betreffen gleichsinnig ausgefallene Versuche.

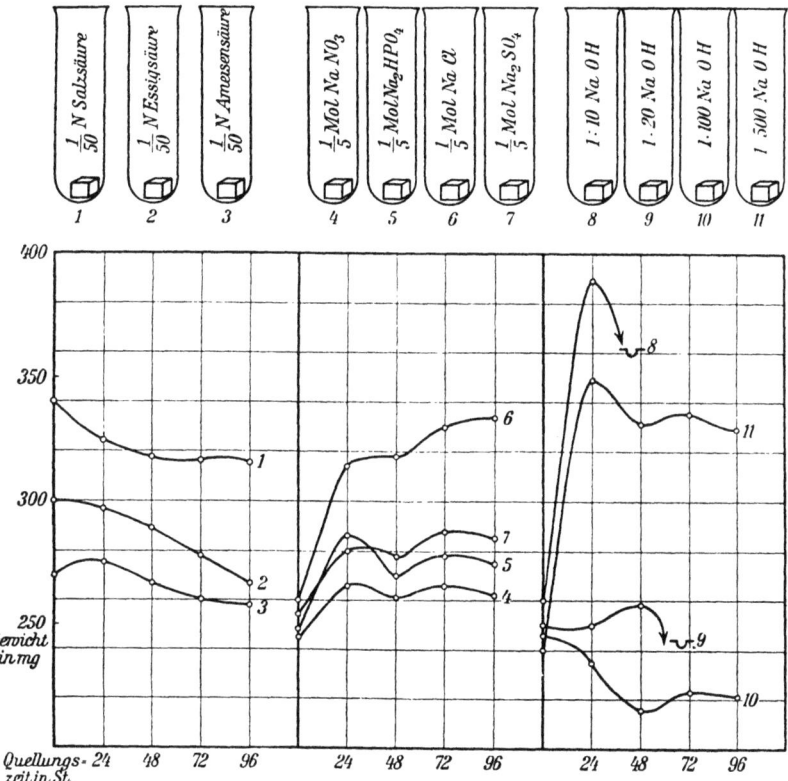

Fig. 12 Kniegelenkknorpel des Kindes (♀ 1½ Monate).

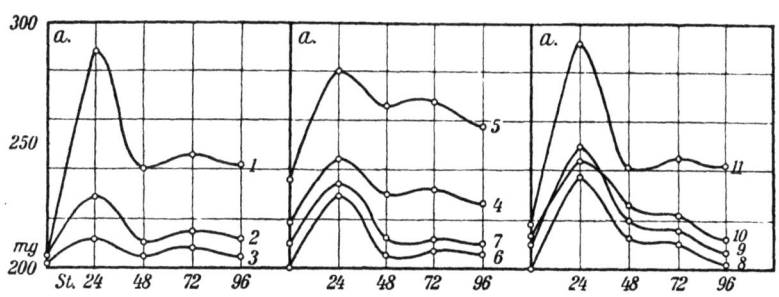

Fig. 13. Normaler Knieknorpel des Erwachsenen (38 Jahre).

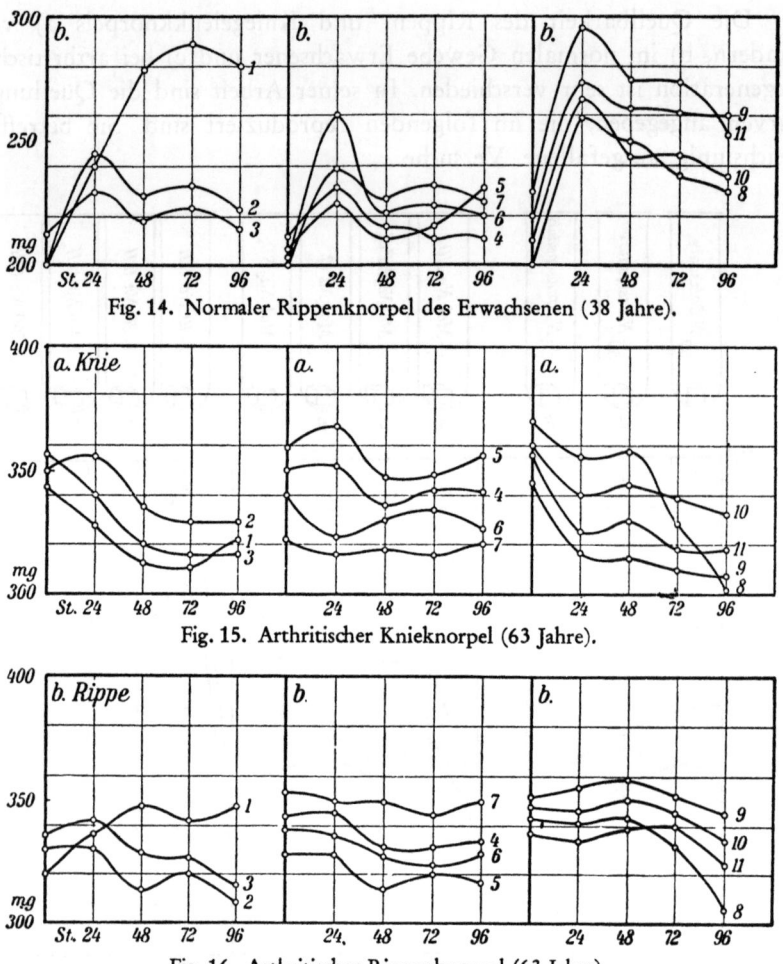

Fig. 14. Normaler Rippenknorpel des Erwachsenen (38 Jahre).

Fig. 15. Arthritischer Knieknorpel (63 Jahre).

Fig. 16. Arthritischer Rippenknorpel (63 Jahre).

Wer diese Kurven unvoreingenommen betrachtet, dem fällt in erster Linie das gleichsinnige Verhalten von Gelenk- und Rippenknorpel auf; es ist das ein Ergebnis, das Göcke wohl mit Recht im Sinne der Annahme einer **Systemerkrankung** des Knorpels deutet.

In anderer Hinsicht aber scheint uns die Deutung der Kurven durch Göcke zu bescheiden, wenn er sich mit dem Ausdruck: „**Quellung und Entquellung** sind die ersten Degenerationsmerkmale. Dyskolloidität nennt's der Chemiker", begnügt, obwohl damit die **wesentlichen Tatsachen der Theorie experimentell festgestellt sind**.

Denn aus den Göckeschen Kurven geht doch wohl hervor, daß der kindliche und arthritische Knorpel auf einen **hohen Quellungsgrad hinweist**, weil beide in der Hauptsache **Entquellung** anzeigen, während der normale Knorpel des Erwachsenen einen verhältnismäßig **niederen** Quellungsgrad hat und deshalb im Experiment quellbar erscheint.

Der Wassergehalt des menschlichen Gewebes beträgt im dritten Fötalmonat 94 Prozent, bei der Geburt 69 Prozent, beim Erwachsenen 58 Prozent und sinkt in der Norm weiter bis zum Tode.

Es ist daher der fortschreitende **Entquellungsprozeß bei der A. d. unterbrochen worden** und eine **Quellung** des Knorpels wieder eingetreten, die weit über dem Quellungsgrad liegt, der dem Alter des Individuums entsprechen würde; also ein antagonistischer Prozeß, der sozusagen die **Quellung** wieder auf das „kindliche Ausmaß" gebracht hat.

Quellung und Entquellung sind **reversible antagonistische Prozesse** und können nicht zu gleicher Zeit in einem System vorhanden sein, weil das ebenso undenkbar ist, wie etwa die Annahme, daß sich ein Körper im gleichen Bezugsystem nach entgegengesetzten Richtungen bewegen würde; wohl aber können diese Prozesse **nacheinander** im selben System auftreten.

Es liegt im Wesen naturwissenschaftlicher Betrachtungsweise, daß sie es ermöglicht, zwei im Aussehen völlig verschiedene Erscheinungsformen zu verbinden, indem sie sie als **entgegengesetzte Vorgänge** in einem System kennzeichnet; dazu ist aber ihre zeitliche Trennung notwendig.

II. Das Substrat des Sekundärvorganges.

Ist die Deutung richtig, die wir den **Göckeschen Kurven** geben, nämlich die Deutung, daß bei der A. d. nicht **ein Vorgang**, sondern **zwei Vorgänge** vorliegen, die kolloid-chemisch antagonistisch sich verhalten, so müßte man sich doch wundern, wenn bei der A. d. nicht auch zwei **vollkommen verschiedene pathologisch-anatomische Substrate** zu finden sein sollten, und zwar Substrate, die der unmittelbaren Beobachtung zugänglich sind. Es finden sich nun tatsächlich zwei entgegengesetzte Arten von Veränderungen bei der A. d. **Göcke** kennt nicht nur den Knorpel, der bräunlich, undurchsichtig, härter, fester, unelastischer geworden ist, sondern er nimmt auch auf die entgegengesetzte Form Bezug: „**Heine** hat diese einfache Erweichung durch Wasseraufnahme auch gesehen. Der Knorpel erscheint ödematös und läßt sich eindrücken". Er sieht diesen Zustand als den Beginn einer Knorpeldegeneration an, der beim Fortschreiten in eine Auffaserung überleiten kann. Ferner beschreibt B u r c k h a r d t den arthritischen Knorpel wie folgt: „Während der normale Gelenkknorpel widerstandsfähig, glatt, gelblichweiß ist, ist der veränderte **e n t w e d e r** trocken, fast asbestartig, gelb und spröde **o d e r** er ist weich, fühlt sich in Stadien vorgeschrittener Abscheuerung zottig oder körnig an." (Die zitierte Monographie, Seite 28.)

Eine **r e i n b e s c h r e i b e n d e** Naturbetrachtung kann natürlich so widersprechende, dabei augenscheinliche Befunde nicht vereinigen und beschreibt daher, indem sie ganz richtig annimmt, daß in dem Falle zwei verschiedene Dinge vorliegen, ein eigenes **K r a n k h e i t s b i l d**, ohne daß sie dieses von der A. d. zu lösen vermag; dieses Krankheitsbild ist die sogenannte **C h o n d r o p a t h i e o d e r K n o r p e l e r w e i c h u n g**, ein Krankheitsbild mit geringer Randschärfe, wie man sehen wird. Die Monographie von B u r c k h a r d t besagt darüber folgendes: „Pathologisch-anatomisch handelt es sich hier nicht um etwas Besonderes. Nur nach der klinischen und ätiologischen Seite rechtfertigt sich die Aufstellung eines besonderen Krankheitsbildes. Im Grunde betrifft dies vorwiegend nur die Kniescheibe. Fälle mit anderer Lokalisation bieten klinisch keinen Typ für sich dar. Die Art der Knorpelerweichung ist nicht die, wie wir sie bei alten Leuten finden, wo der Knorpel **m e h r g e l b l i c h , t r o c k e n , o f t g a n z d e f e k t i s t**, ein Geschwür aufweist, sondern diejenige, bei denen er **s t a t t h a r t , e l a s t i s c h , w e i ß , m i t e i n e m S t i c h i n s G e l b l i c h e z u s e i n , s a m m e t w e i c h , f e u c h t , w e i ß , m i t e i n e m S t i c h i n s G r a u e s i c h z e i g t**. Derartiges kommt natürlich auch bei alten Leuten vor, ist dort mehr eine Ausnahme" (Seite 84). Ferner (Seite 86, unter „Beziehungen zu A. d."): „Läwen glaubt, in der Knorpelerweichung die ersten Anfänge einer A. d. sehen zu sollen. In Läwens Fällen war zur Zeit der Operation einmal, in Alemans Fällen zweimal eine A. d. beginnenden Grades. Ich halte es auch für höchst wahrscheinlich, daß mindestens ein Teil dieser Patienten in späterer Zeit einmal ausgesprochene A. d. bekommt. Viele Fälle sogenannter genuiner A. d. von Arthritis der Menopause bei dicken Frauen dürfte auf solche Knorpelerweichung zurückzuführen sein." Und in derselben Monographie (Seite 30) findet sich in der Beschreibung eines mikroskopischen Schnittes von P o m m e r der treffliche Ausdruck „**V e r g r ö ß e r u n g u n d Q u e l l u n g d e r K n o r p e l z e l l e n t e r r i t o r i e n**".

III. Sekundärvorgang und Klinik der A. d.

Wir haben früher angenommen, daß das charakteristische Moment des Sekundärvorganges die Q u e l l u n g ist und sind bisher mit dieser Annahme nicht in Widerspruch mit der Erfahrung geraten; die Göckeschen Kurven als Ergebnis des Experimentes einerseits und das pathologische Substrat der A. d. waren mit der Theorie in Einklang zu bringen. Ist die Theorie richtig, dann muß aber auch die ganze K l i n i k der A. d. (sofern diese unter dem Sekundärvorgang steht), durch die Theorie ihre Erklärung erhalten, und wir dürfen von vornherein vermuten, daß wir damit in ein überaus großes Feld von Erscheinungen eintreten, ein Feld, das eben der Mannigfaltigkeit der Körpergelenke und ihrer Funktion entspricht. Die A. d. jedes Gelenkes hat ihre eigenartige, charakteristische Symptomatik. Es ist jedoch nicht die Aufgabe der T h e o r i e, dieses ganze Gebiet der Symptomatik der A. d. zu erschöpfen und zum Beispiel auszuführen, warum bei der A. d. der Schulter gerade der Griff auf die andere Schulter, der Griff auf den rückwärtigen Hosenknopf und auf die Frisur so schwer fällt, sondern die R e g e l n der Erscheinungen anzugeben; wir treten damit selbst an einem Beispiel an den Kranken und an dessen Beschwerden heran.

Der Kranke hat zum Beispiel eine Gonitis arthritica; da sehen wir, daß 1. das ganze Gelenkgebiet g e s c h w o l l e n ist; die Schwellung rührt von der Quellung her, die immer mit einer Z u n a h m e d e s V o l u m e n s verbunden ist; vom gequollenen Leimstück her ist uns das in Erinnerung.

2. Die K o n s i s t e n z der Schwellung ist nicht mehr die des normalen Gewebes der Haut und Unterhaut, sondern die Konsistenz hat abgenommen, ist lockerer geworden und hat einen Einschlag von „gallertigem" Charakter angenommen. Das ist die A b n a h m e d e r V i s k o s i t ä t, die mit jeder Quellung verbunden ist, wie wir es auch vom gequollenen Leim her in Erinnerung haben.

3. Das Gelenk fühlt sich zwar nicht heiß an, aber seine e r h ö h t e T e m p e r a t u r ist auch schon mit der Hand zu empfinden. Es ist das die Temperatursteigerung, die mit der Quellung verbunden und ein Ausdruck und eine Begleiterscheinung der A r b e i t ist, die durch den kolloid-chemischen Vorgang der Quellung im Gelenk geleistet wird.

4. Bei der Bewegung krepitiert das Gelenk n i c h t wie beim Primärvorgang, sondern es zeigt sich ein Geräusch, das wie von Pressen eines feuchten Gegenstandes im Gelenk herrührt; das Geräusch ist mehr

„rollend" und hat einen eigenartigen Charakter. Es stammt offenbar von der Pressung des gequollenen Knorpels her. Wir wollen dieses Geräusch zum Unterschiede von der Krepitation beim Primärvorgang als Geräusch des Sekundärvorganges bezeichnen.

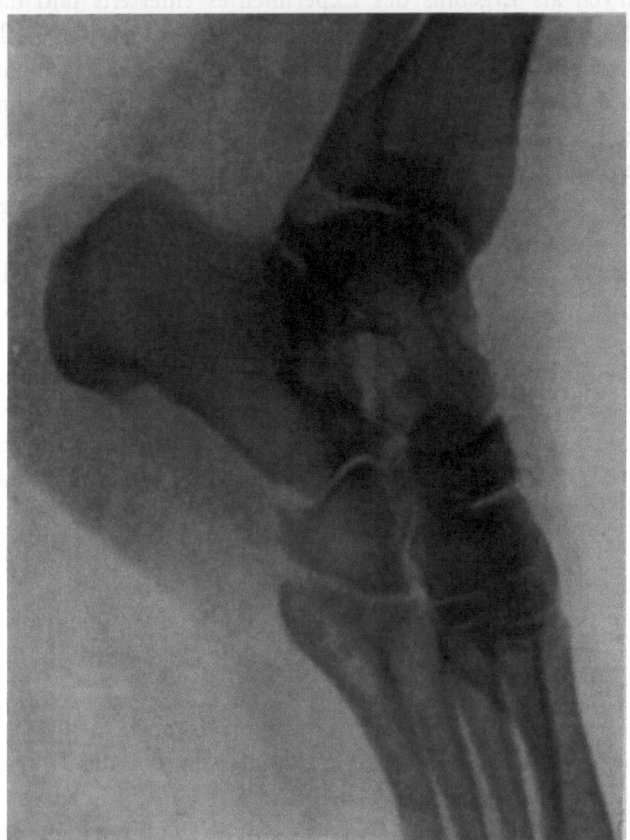

Fig. 17. Plantarer Calcaneussporn im Sekundärvorgang, schmerzhaft und unscharf begrenzt, arthritischer Randwulst des Os naviculare.

5. Es läßt sich leicht feststellen, daß das Kniegelenk s c h m e r z - h a f t ist. Der S c h m e r z rührt her vom Q u e l l u n g s d r u c k ; für ihn finden wir zwanglos die Erklärung, wenn wir hören, daß bei der Quellung enorme Drucke auftreten. Es sind zum Beispiel 41.2 Atmosphären notwendig, um Laminariascheiben zu entquellen (J. Reinke). Nach den Versuchen des Pflanzenphysiologen Hales hoben quellende Erbsen den Deckel eines Topfes, der mit 83.5 Kilogramm belastet war, und nach H. Rodewald ist zur Kompensation des Q u e l l u n g s -

druckes von Stärke ein Druck von 2523 Atmosphären erforderlich*). **Daraus können wir die Regel ableiten, daß jedes Gewebe, welches Nerven enthält, schmerzhaft wird, wenn es quillt.**

Fragen wir den Patienten nach den besonders schmerzhaften Bewegungen, so hören wir, daß es ihm besonders schwer fällt, eine Treppe hinunter zu gehen. Das erklärt sich leicht aus dem Zug der Kreuzbänder des Knies an den Emminentiae intercondyloideae, jener Bänder, welche die Streckung des Beines hemmen, wenn das Gewicht des Körpers im Knie angreift. Wenn wir durch die Klinik aller anderen Erscheinungsformen der A. d. sehen, so finden wir, daß unter dem Sekundärvorgang der **Quellung auch andere Substrate des Primärvorganges der A. d. schmerzhaft** werden können, also die **Sporne** in Gelenknähe und an den Sehnen- und Muskelansätzen (Fig. 17), an der Wirbelsäule usw. und im besonderen Grade die Gelenkkapseln mit den **Kalkniederschlägen** in den Kapselweichteilen. In diesen besonders nervenreichen Geweben kann der Quellungsschmerz die höchsten Grade erreichen. Wie das quellende Substrat selbst, so ist auch der Schmerz von atmosphärischen Einflüssen abhängig; der Quellungsgrad kolloider Substanzen wird bekanntlich zum Messen des Feuchtigkeitsgehaltes der Luft verwendet.

6. Je nach der Größe des Anfallsgebiets und der Intensität des Sekundärvorganges ist auch das **Allgemeinbefinden der Kranken** in mehr oder weniger hohem Grade gestört. Erstens durch den Schmerz und zweitens durch einen Vorgang, der einer besonderen Beschreibung bedarf.

IV. Der Sekundärvorgang der A. d. als innerer Vorgang des Körpers.

Der Primärvorgang der A. d. ist gekennzeichnet durch die **Verminderung des Dispersitätsgrades**; er gehört zu jenen Vorgängen in der Natur, die sozusagen „von selbst" vor sich gehen, wie das Altern der Gewebe oder viele andere Prozesse, die mit einer Zerstreuung der Energie einhergehen und daher von der Physik als „entropische" Vorgänge bezeichnet werden. Im Gegensatz dazu steht der **Sekundärvorgang** der A. d., als dessen bezeichnendes Moment wir die **Quellung** angenommen haben. Nach der Definition entspricht die Quellung einer Umkehr der Synäresis; sie besteht in der

---

*) Zit. aus H. B e c h h o l d, Die Kolloide in Biologie und Medizin, Theodor Steinkopff, 1922.

Bildung **eines** dispersen Systems aus **zwei** makroskopischen zusammenhängenden Schichten. Durch die Vereinigung derselben tritt eine Erhöhung des Dispersitätsgrades ein und es vollziehen sich die Begleiterscheinungen in der Änderung der Viskosität, des Druckes, in der Volumzunahme und der Wärmebildung, von welchen bereits gesprochen worden ist, jene Erscheinungen, die den „arthritischen Anfall" ausmachen.

Für die Quellung steht also der eine Teil, das ist das **niederdisperse Substrat des Primärvorganges**, bereit; als zweiter Teil tritt eine hochdisperse Phase, die wir uns flüssig vorzustellen haben, aus einem nicht näher definierten Teil des Körpers (wahrscheinlich dem Blut), **aus und in das Primärsubstrat ein** und vereinigt sich mit diesem unter dem Phänomen der Quellung.

Wir dürfen dabei nicht vergessen, daß sich das Primärsubstrat nicht isoliert, sondern im geschlossenen Bereich des in seinen Teilen kommunizierenden Körpers vorfindet, und daß es daher diesem Körper gegenüber immer „anfallsbereit" ist. Eine allgemeine Erfahrung der Pathologie ist nun, daß niederdispere Systeme, zum Beispiel Knochensequester, pneumonische Infiltrate oder die Koagulate der Furunkel keinen stationären Zustand im Körper abgeben, sondern daß der Körper diese Substrate durch Quellung zu verändern und zu dissolvieren, aufzulösen sucht. Daraus ist zu schließen, daß es auch **für den Primärvorgang der A. d. eine untere Grenze des Dispersitätsgrades gibt, bei der das Gesamtsystem des Organismus reaktionsmäßig anspricht.** Die untere Grenze der Dispersität wird offenbar in den verschiedenen Gebieten des Gelenksystems **nicht völlig gleichzeitig** erreicht, sondern an einzelnen Stellen früher als an den vielen anderen, in denen der Primärprozeß der A. d. als ein allgemeiner Prozeß statthat; an diesen Stellen ist die Dispersität des kolloiden Substrates am tiefsten gesunken und erreicht einen Titre, der für das Gesamtsystem des Organismus nicht mehr erträglich ist; **dieses Gesamtsystem spricht dann reaktionsmäßig an**; es ist dies die Ursache für die Regel, daß wir die Beschwerden der A. d. niemals polyarthritisch beginnen und niemals **panarthritisch** oder **monarthritisch** in dem Sinne auftreten sehen, daß **alle** oder wirklich nur **ein einziges** Gelenk von den Beschwerden betroffen werden, wie wir das bei den infektiösen Formen der Gelenkentzündung zu sehen pflegen. Die Regel, unter der die Beschwerden der A. d. auftreten, ist vielmehr die, daß die Schmerzen in **irgend einem Gelenk des Körpers** einsetzen. Kein Gelenk des Körpers ist bekannt, welches nicht den Kontaktpunkt für die Auslösung des Sekundärvorganges abgeben könnte; die Beschwerden treten dann oligarthritisch auf, weil ja der Primärprozeß eine allgemeine Senkung der Dispersität im Knorpelsystem bedingt hat und deshalb bereits mehrere Gelenke hinsichtlich des Dispersitätstiters in der Nähe der Reaktion stehen. Die Röntgenuntersuchung der symmetrischen Gelenke zeigt den Primärprozeß in diesen meistens ungefähr auf derselben Höhe wie im Gelenk, in dem Beschwerden als Ausdruck des Sekundärvorganges eingesetzt haben.

Die hochdisperse Phase, die als zweiter Teil des Reaktionsvorganges der Quellung aus einem kolloiden System im Körper losgelöst wird — so nehmen wir an —, entsteht in diesem durch einen synäretischen Vorgang, und es bleibt demnach irgendwo im Gesamtsystem eine niederdisperse Phase zurück.

Eine zweite Möglichkeit der Auslösung des Sekundärvorganges ist die, daß im Körper eine hochdisperse Phase sich bereits vorgebildet vorfindet; dieser Fall ist dann gegeben, wenn ein anderer Vorgang sich im Körper, zeitlich vorher und unabhängig im Gesamtsystem abgespielt hat, der eine solche Phase zurückließ. Bei der Anwesenheit eines septischen Herdes an irgend einer Stelle des Körpers, zum Beispiel in den Tonsillen, ist diese Möglichkeit verwirklicht.

Eine andere Möglichkeit für die bevorzugte Auslösung des Sekundärvorganges ist gegeben, wenn durch ein mechanisches Moment, also in der Regel durch ein Trauma, der unmittelbare Kontakt zwischen den beiden Phasen des Primär- und Sekundärsubstrates hergestellt wird. Es kommt dann zum sogenannten frakturverdächtigen posttraumatischen arthritischen Anfall. Bei diesen Fällen befinden sich die vom Unfall Betroffenen in den ersten Tagen verhältnismäßig wohl, ihre Beschwerden klingen zunächst ab; erst nach einigen Tagen stellen sich neuerlich Schmerzen im betroffenen Gelenk ein und können es völlig immobilisieren. Es ist nun meistens so, daß der Arzt konsultiert wird und zuerst eine einfache Distorsion feststellt und der Sache keine weitere Bedeutung beimißt; erst wenn er nach der Verschlimmerung neuerlich gerufen wird und das Gelenk geschwollen findet, steigen ihm ernste Bedenken auf, daß er eine Skelettverletzung im Gelenkbereiche übersehen habe, und er veranlaßt die Röntgenuntersuchung; diese ergibt einen typischen Befund von A. d., von der der Kranke niemals Beschwerden gehabt hat*). Es gibt somit auch **bevorzugte** Fälle der Auslösung des Sekundärvorganges.

Der innere Vorgang des Sekundärprozesses läßt sich daher in dem folgendem Schema ausdrücken:

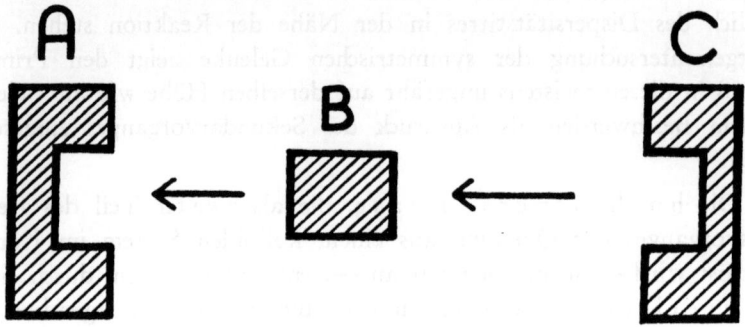

Fig. 18. Schema des Sekundärvorganges.

Der arthritische Anfall ist gebunden:

1. An einen bestimmten unteren Dispersitätstitre des Primärsystems A.
2. An die Ablösbarkeit einer hochdispersen Phase B aus dem Gesamtsystem C.
3. Die Vereinigung der beiden Phasen im Phänomen der **Quellung** geschieht in **bevorzugter Weise**, wenn
    a) eine hochdisperse Phase vorgebildet ist;
    b) wenn durch Zerstörung der Grenzschicht der unmittelbare Kontakt zwischen beiden Phasen hergestellt wird.

V. Das Röntgenbild des Sekundärvorganges der A. d.

Es ist früher über die eigenartigen Verhältnisse gesprochen worden, die das Röntgenbild gegenüber den Veränderungen einnimmt, welche dem Primärvorgang der A. d. zugehören; es ist gezeigt worden, daß das Röntgenbild im allgemeinen keinen Aufschluß gibt über die Vorgänge, von denen die **Weichteile** der Gelenke — und zu diesen müssen wir auch den Knorpel rechnen —, durch den Primärvorgang betroffen sind; die Besonderheit aber, daß niederdisperse Substrate in den Weichteilen kalkdichte Substanzen aufnehmen, erhöht jedoch den diagnostischen Wert der Röntgenuntersuchung und läßt mitunter wich-

---

*) K. Staunig, Der frakturverdächtige posttraumatische arthritische Anfall. (Fortschritte auf dem Gebiete der Röntgenstrahlen, Bd. 35.)

tige Schlüsse zu. Es ist ferner gezeigt worden, daß die Tatsache, daß auch das S k e l e t t am Primärvorgang teilnimmt, die Ursache ist, daß dem Röntgenbild ein überragender Wert für die Diagnose der A. d. zukommt; es ist besonders hervorgehoben worden, daß es der Primärvorgang der A. d. ist, der diese Skelettveränderungen bedingt, und es ist die Mechanik ihrer Entstehung abgeleitet worden.

Es ist daher auch noch über das Röntgenbild des S e k u n d ä r v o r g a n g e s der A. d. zu sprechen, dessen Hauptmoment in der Q u e l l u n g liegt.

Die Quellung betrifft in deutlichem Maße die W e i c h t e i l e des Gelenkes und seiner Umgebung. Die Zunahme des Volumens bei gleichbleibender Dichte bedingt im Röntgenbild des Sekundärvorganges der A. d. eine vermehrte Menge von Sekundärstrahlung und damit eine geringere Tiefenschärfe des Detailbildes des Knochens; ist also das Strukturbild des Skelettes bereits durch den Primärvorgang der A. d. verändert, so wird diese Strukturveränderung noch mehr durch die vergrößerte Sekundärstrahlenunschärfe betont; das Bild erscheint daher noch weniger detailreich wie das des Primärvorganges. Dazu kommt noch, daß die Inaktivität der Gelenke infolge der Schmerzhaftigkeit der Bewegungen ein weiteres dazu beiträgt, um die Strukturzeichnung zu verwischen. Alle diese Momente aber sind nicht imstande, h ö h e r e G r a d e, also etwa solche Grade der Strukturverlöschung hervorzurufen, wie wir sie etwa im Verlauf eines fungösen Prozesses zu sehen gewohnt sind; es bleibt vielmehr die Dichte des erkrankten Knochens auch im Sekundärvorgang der A. d. g u t erhalten.

Es geht daraus hervor, daß zum wenigsten eine in tiefere Schichten des Knochens greifende Quellung nicht besteht; eine solche Quellung müßte die Form des Knochens in grober Weise verändern, was nicht der Fall ist. Wohl aber sehen wir Zeichen der Quellung am Röntgenbild des Sekundärvorganges in zweifacher Weise in den oberflächlichen gelenknahen Schichten des Knochens.

1. Es sind das jene Veränderungen, welche am Röntgenbild als konsumptive Veränderungen erscheinen; an den Kondylen der Tibia zum Beispiel sind solche K o n s u m p t i o n e n nicht selten, und sie sind hier Zeichen des höchsten Grades der Quellung, der Dissolution oder Auflösung des Knochens.

2. Die genauere Beobachtung der Sporne, Exostosen und Weichteilverkalkungen ergibt, daß sie alle im Sekundärvorgang der A. d. das Kennzeichen der U n s c h ä r f e annehmen; es rührt das einerseits da-

her, daß die reichere Oberflächenentwicklung dieser Gebilde der Quellung einen leichteren Zutritt von außen her in diese Gebilde gestattet, und auch daher, daß die Volumzunahme, die mit der Quellung verbunden ist und die besonders die äußeren Teile betrifft, die gegebene Menge von Ca- und P-Atomen auf ein größeres Volumen verteilt und

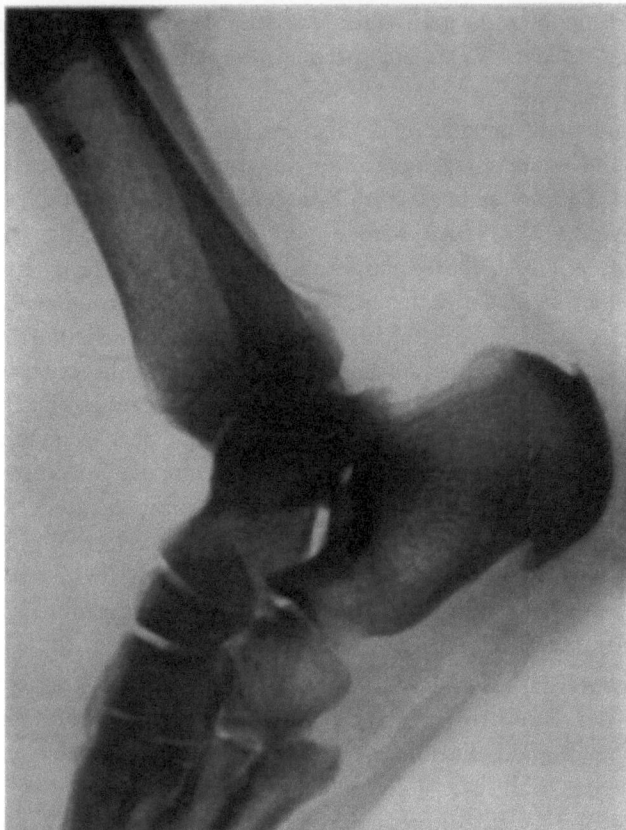

Fig. 19. Plantarer Calcaneussporn im Sekundärvorgang, unscharf und schmerzhaft; dorsaler Calcaneussporn, scharf begrenzt und nicht schmerzhaft im Primärvorgang.

diese Gebilde daher w e n i g e r d i c h t und u n s c h a r f b e g r e n z t erscheinen läßt (Fig. 19). In akut verlaufenden Formen der Periarthritis humeroradialis zeigen die Kapselverkalkungen auch Zeichen der S c h i c h t u n g (Fig. 20), ein kolloid-chemisches Phänomen, welches gesehen wird, wenn sich zwei kolloide Phasen gegenseitig durchdrungen haben (Fig. 21).

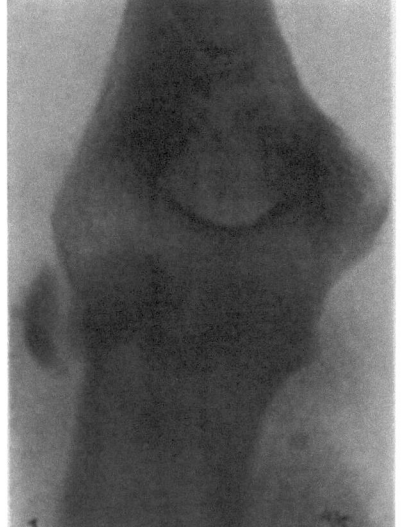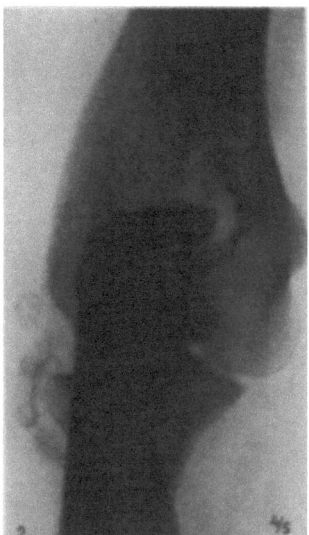
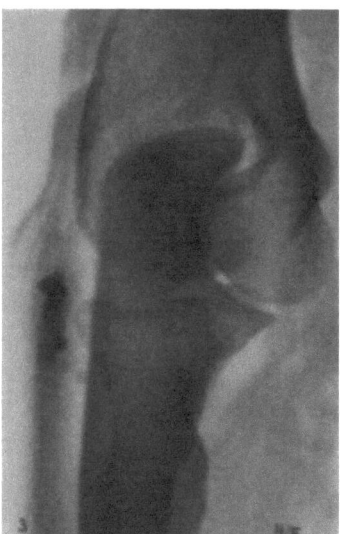

Fig. 20. Periarthritis humero-radialis im Sekundärvorgang, schmerzhaft.

VI. Der klinische Verlauf der A. d.

Die A. d. gilt allgemein als eine chronisch verlaufende Krankheit, und das ist offenbar auf den Primärvorgang zu beziehen; daß die A. d. aber auch „anfallsmäßig" verläuft, ist eine Tatsache, die mit dem chronischen Verlauf in Widerspruch zu stehen scheint und die wohl

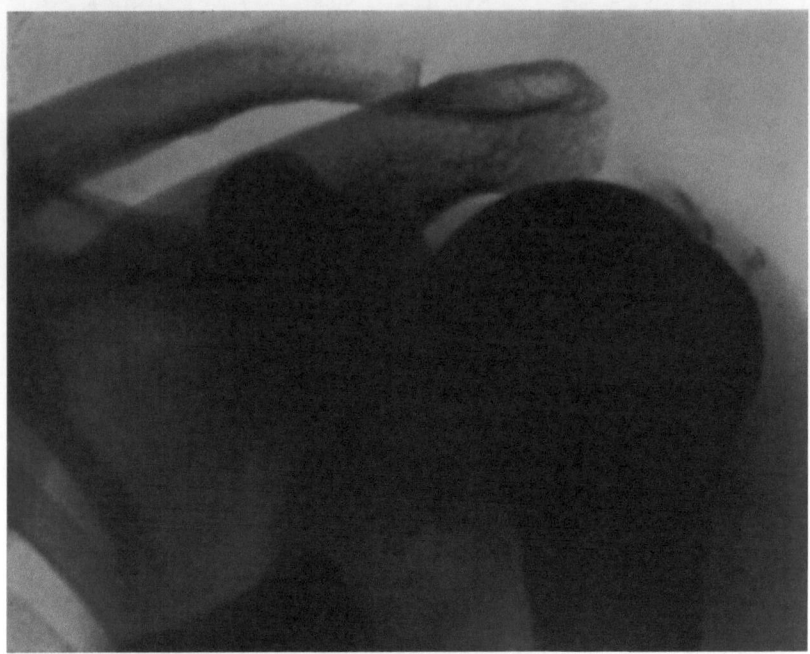

Fig. 21. Periarthritis humero-scapularis im Sekundärvorgang; die Kalkschatten unscharf begrenzt, ihre Substrate schmerzhaft. Das Bild betrifft das symmetrische Schultergelenk der Fig. 8.

deshalb bisher zu sehr vernachlässigt worden ist. Es ist das einer der vielen Widersprüche, die sich in der A. d. überall finden und die darauf zurückzuführen sind, daß sich eben zwei antagonistische Prozesse in ihr abspielen; die widersprechenden Erscheinungen machen die Klinik der Krankheit zu einem wahren Irrgarten der Erscheinungen. Wenn wir uns erinnern, daß der P r i m ä r v o r g a n g schmerzlos verläuft, daß aber der betroffene Patient ein weithin hörbares Krachen im Gelenk hervorrufen kann, wenn er das Glied bewegt, und gleichzeitig schon schwerwiegende Röntgensymptome bestehen, so liegt darin ein Widerspruch, den der Arzt in der Regel nicht zu lösen vermag, weil er an den parallelen Verlauf der Schmerzerscheinungen mit den objektiven Symptomen gewohnt ist. Dieser Widerspruch der Erscheinungen erfährt im S e k u n d ä r v o r g a n g noch eine besondere Betonung, weil in diesem die großen Schmerzerscheinungen häufig mit den geringen objektiven Symptomen des Röntgenbildes kontrastieren und dazu noch das schmerzfreie symmetrische Gelenk dieselben oder noch größere objektive Veränderungen zu zeigen pflegt; so ist es ein nicht seltenes Vorkommen, daß der Arzt verleitet wird, eine grobe Deformierung, einen Calcaneussporn oder ein Kalksubstrat in der Schulter mit der eigentlichen Ursache der Beschwerden zu identifizieren und in der Verfolgung seines Gedankenganges eine Röntgenaufnahme des symmetrischen Gelenkes macht; in diesem — so erwartet er — wird sich weder eine Deformierung noch ein Sporn oder eine Verkalkung finden, und er muß zu seiner peinlichen Überraschung diese auch im schmerzfreien Gelenk feststellen. Dieses merkwürdige Verhalten der Substrate ist auch in der Literatur des öfteren festgestellt worden,

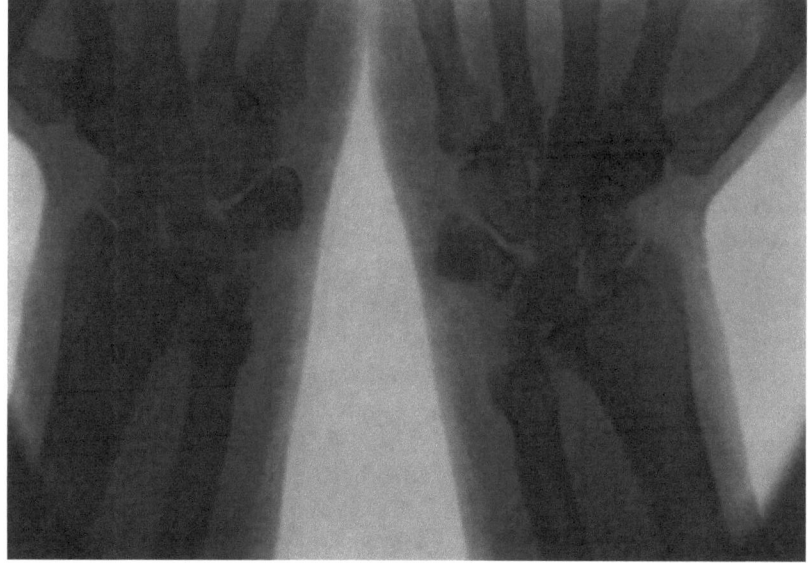

Fig. 22. A. d. der Incisura radialis; die Deformierung beiderseits von gleicher Größe; nur e i n e Seite wurde vom posttraum. arthrit. Anfall betroffen.

zum Beispiel durch A. K ö h l e r in dem bekannten Buch: „Die Grenzen des Normalen und Pathologischen im Röntgenbild", ohne daß bisher eine zureichende Erklärung dafür gefunden worden wäre.

Der Verlauf des Sekundärvorganges entspricht einer kolloidchemischen Reaktion, wie das eingangs geschildert worden ist; der Anfall nimmt in der Regel einen flachen, erst nach Wochen zur Akme irgend eines Grades führenden und langsam wieder abklingenden V e r l a u f ; der Anfall kann aber auch akut und steil innerhalb weniger Stunden zu hoher und höchster Schmerzhaftigkeit ansteigen und den Kranken zur vollkommenen Inaktivität zwingen (Fig. 22); es ist dies besonders im Verlauf der Periarthritiden der Fall. Die

Schmerzen eines solchen Anfalles stehen hier wieder im Gegensatz zum objektiven Befund: das Gelenk erscheint nur mäßig geschwollen und die glänzende blasse Haut läßt eine akute Entzündung, wie sie der Höhe der subjektiven Empfindungen entsprechen würde, vermissen. Kurz, nahezu überall fehlt die Parallelität der objektiven mit den subjektiven Erscheinungen und die Parallelität der Verbreitung der Erscheinungen mit dem lokalen Befund.

Dazu kommt noch, daß die Quellung im Sekundärvorgang ein neurogenes Moment beistellt. Der Druck gequollener Teile des Sekundärsubstrates betrifft häufig austretende oder eintretende Nervenstämme und stört damit die Symptomatik der reinen Gelenkerkrankung. Die Neuralgien segmentären Charakters, wie die Okzipitalneuralgie, die Segmentneuralgien der Brustwirbelsäule, die Neuralgien des plexus lumbosacralis, Coccigodynie und ischiadische Beschwerden finden nicht selten in arthritischen Sekundärvorgängen ihre Erklärung, und es kommen Krankheitsbilder vor, welche auf derselben Basis eine organische Erkrankung der medulla spinalis vortäuschen können.

Aus diesem Irrgarten der Erscheinungen führt uns die Theorie der A. d. heraus und die Symptome der A. d. erfahren ihre Einordnung in das am Schlusse folgende Schema.

Wenn die Monographie von Burckhardt auf Seite 1 mit den Worten beginnt: „Wenn wir über Arthritis deformans uns auslassen wollen, müßten wir eigentlich zuerst sagen, was A. d. ist. Aber gerade das ist die Schwierigkeit", so umschreibt Burckhardt damit in treffender Weise den Stand der Kenntnisse über das Wesen der Erkrankung. Die Theorie der A. d., wie wir sie hier gegeben haben, schafft mit Hilfe zweier Sätze nicht nur eine Abgrenzung des Bereiches der Erkrankung, sondern gestattet auch die Eingliederung einer Anzahl von Erkrankungen, deren nahe Verwandtschaft zur A. d. feststeht; sie gibt aber auch deutliche Hinweise auf das Wesen der Krankheit, gestattet Voraussagen für die Richtung ihrer Therapie und für noch fehlende Erscheinungsformen. So ist uns zum Beispiel das Krankheitsbild der Rippenknorpelquellung als Ausdruck des Sekundärvorganges noch nicht bekannt.

Jeder Vorgang in der Natur hat einen unmittelbaren Zusammenhang nach allen Seiten hin. Eine Abgrenzung bedeutet daher immer einen Eingriff in die Natur; die wissenschaftliche Darstellung ist aber ohne diesen Eingriff nicht möglich. Daher mußte sich auch die Theorie der A. d. damit bescheiden, die Grundvorgänge der Erkrankung unter einer Vereinfachung darzustellen, die der Vielfältigkeit der Natur nur bis zu einem gewissen Grade angenähert ist.

Arthritis deformans.

	Normal	Primärvorgang	Sekundärvorgang
Ausbreitung der Veränderungen		allgemein	lokal
Haut		normal	wärmer
Unterhautgewebe		normal	geschwollen
Bänderansätze	keine Spornbildung	Spornbildung mit scharfer Begrenzung	Spornbildung mit unscharfer Begrenzung
Sehnenansätze	keine Spornbildung	Spornbildung mit scharfer Begrenzung	Spornbildung mit unscharfer Begrenzung
Sehnen		Sesambeinverknöcherung	Sesambeinverknöcherung
Gefäße		Kalkniederschläge	Kalkniederschläge
Knochen	keine Deformierung	Deformierung	Deformierung
Knorpel	bläulich, bzw. rötlichgelb	hart, trocken, undurchsichtig	weich, feucht, durchscheinend
Kapsel		Begleitschatten mit scharfer Begrenzung	Begleitschatten mit unscharfer Begrenzung
Temperatur		herabgesetzt	erhöht
Bewegungsgeräusch		knarrend	rollend
Subjektives Verhalten		Schmerzlosigkeit	Schmerz

Inhalt

1. Teil.
Seite

I. Formulierung der Theorie 7

II. Das elastische Verhalten der Körper 8

III. Der kolloide Zustand 9

2. Teil. Der Primärvorgang.

I. Das Röntgenbild der A. d. 13

II. Allgemeine Kennzeichen und Beziehungen der Röntgensymptome zum Primärvorgang 24

3. Teil. Der Sekundärvorgang.

I. Gründe für die Annahme des Sekundärvorganges 25

II. Das Substrat des Sekundärvorganges 29

III. Sekundärvorgang und Klinik der A. d. 31

IV. Der Sekundärvorgang der A. d. als innerer Vorgang des Körpers 33

V. Das Röntgenbild des Sekundärvorganges der A. d. 36

VI. Der klinische Verlauf der A. d. 39

Kolloidfibel für Mediziner
Von Dr. Dr. **Raphael Ed. Liesegang,** Institut für physikalische Grundlagen der Medizin, Frankfurt a. M. und Institut für Bäderkunde, Bad Homburg. 34 Seiten. 1936. Preis RM 1.—.

INHALT: Kolloide Zustände. Zerteilungsgrade. Wasserbindung. Stoffwanderungen. Speicherung. Kolloide und echte Lösungen. Hp. Grenzflächen. Adsorption. Membranen. Elektrische Ladungen. Verzeichnis kolloidchemischer Fachausdrücke.

Nicht die Stoffauswahl und die klare Beschreibung der einzelnen Vorgänge sind das Wesentliche, sondern die didaktisch außerordentlich geschickte Darstellung mit ihren Erläuterungen an Hand wohlausgewählter Beispiele und die jeweiligen Hinweise auf die Bedeutung der Kolloidwissenschaft für Theorie und Praxis der Heilkunde. Diese Kolloidfibel ist kein Kompendium, auch kein Leitfaden oder Einführungskurs in die Kolloidwissenschaft; sie ist viel mehr, trotz ihres bescheidenen Umfanges: sie nimmt den Leser fest an die Hand, zeigt die großen verbindenden Gedankengänge auf und regt zwangsläufig zu eigener Denkarbeit an.
(Dermatol. Wochenschr.)

Die kolloidchemische Betrachtungsweise ist in der Medizin unentbehrlich. Das vorliegende Büchlein des bekannten Kolloidforschers ist allen denen zu empfehlen, die eine rasche, dabei aber nicht an der Oberfläche haften bleibende Einführung wünschen. *(Allgem. Homöopath. Ztg.)*

Die Darstellung ist so leicht faßlich und so knapp, daß jeder die Gelegenheit benutzen sollte, sich hier über einen ihm sonst schwer zugänglichen Wissensstoff zu belehren. *(Zentralbl. für Gynäkologie)*

Kolloidik Eine Einführung in die Probleme der modernen Kolloidwissenschaft
Von Priv.-Doz. Dr. **A. von Buzágh,** Adjunkt am II. Chemischen Institut der Königl. Ung. Universität Budapest. XII, 323 Seiten. Mit 68 Abbildungen und 18 Tabellen. 1936. Preis RM 15.—; gebunden RM 16.50

Wohldurchdachter Aufbau, kurze prägnante Darstellung, die den verschiedensten Forschungsrichtungen, Methoden und Problemen der neueren Entwicklung der Kolloidik Rechnung trägt, machen dieses Buch über eine Einführung hinaus zu einem unentbehrlichen Handwerkszeug nicht nur für den Kolloidwissenschaftler von Fach, sondern für jeden, der an den kolloidwissenschaftlichen Problemen interessiert ist.

Einführung in die Lehre von den Kolloiden
Unter Mitarbeit zahlreich. Fachgelehrter herausgegeben von Prof. Dr. **H. Bechhold**-Frankfurt a. M. VIII, 160 S. Mit 86 Abb. 1934. RM 9.—, geb. RM 10.—.

Die Kapitel, jeweils von besonders hervorragenden Fachgelehrten geschrieben, vermitteln einen wirklich allgemeinverständlichen Überblick über den heutigen Stand der Kolloidchemie und -Physik. *(Klin. Wochenschr.)*

Die Welt der vernachlässigten Dimensionen
Eine Einführung in die moderne Kolloidchemie. Mit besonderer Berücksichtigung ihrer Anwendungen. Von Prof. Dr. **Wo. Ostwald**-Leipzig. 9. u. 10. umgearb. u. vermehrte Aufl. XII u. 325 S. Mit 43 Abb. u. 7 Tafeln. 1927. Kart. RM 10.80.

Ostwald's „Welt" ist das meistgelesene Buch über Kolloidchemie.

Wörterbuch der Kolloidchemie
Von Dr. **A. Kuhn**-Radebeul. 179 S. Mit 47 Abb., 37 Tab. 1932. Geb. RM 8.—.

Das Buch ist für jeden, der in seiner Arbeit mit Kolloiden zu tun hat, bestimmt. Auf Grund von 839 Stichworten wird hier ein kurzer zusammenfassender Abriß über das gesamte Gebiet der Kolloidchemie geboten, so daß es ein wichtiges Hilfs- und Nachschlagebuch ist für Biologen u. Mediziner, die bei ihren Studien auf kolloidwissensch. Probleme stoßen.

Die physikalische Chemie in der inneren Medizin
Die Anwendung und die Bedeutung physiko-chemischer Forschung in der Pathologie und Therapie. Für Studierende und Ärzte. Von Prof. Dr. **H. Schade**-Kiel. 3. verm. u. verb. Aufl. VIII, 605 S., 120 Abb. u. zahlr. Tab. 1923. RM 14.40, geb. 16.20

... Es gehört nicht nur in die Hand des auf diesem Gebiete speziell interessierten Forschers, sondern in die Hand eines jeden Mediziners. Es ist ein Buch, das ebenso unentbehrlich ist, wie ein erstes Werk über physiologische Chemie.
(Münchner med. Wochenschr.)

Die Kolloide in Biologie und Medizin
Von Prof. Dr. **H. Bechhold**-Frankfurt a. M. **5.** umgearb. u. verm. Aufl. XII, 586 Seiten. Mit 87 Abb. u. 7 Tafeln. 1929. Preis RM 28.80, geb. RM 31.50.

... Alles in allem ein wertvolles Buch für Mediziner. Es sollte möglichst viel studiert werden, denn die Fragen der Pathologie und Pharmakologie, der Immunitätsforschung und der Therapie gewinnen hier eine so eigenartige Beleuchtung, daß jeder Leser Anregungen empfangen wird; wohl das Beste, was man von einem Werke sagen kann ...
(Deutsche med. Wochenschr.)

VERLAG VON THEODOR STEINKOPFF, DRESDEN U. LEIPZIG

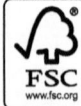

If you have any concerns about our products,
you can contact us on
ProductSafety@springernature.com

In case Publisher is established outside the EU,
the EU authorized representative is:
**Springer Nature Customer Service Center GmbH
Europaplatz 3, 69115 Heidelberg, Germany**

Printed by Libri Plureos GmbH
in Hamburg, Germany